布魯士根莖汁的神奇配方

不用刀的手術

自然派藥師
王康裕 著

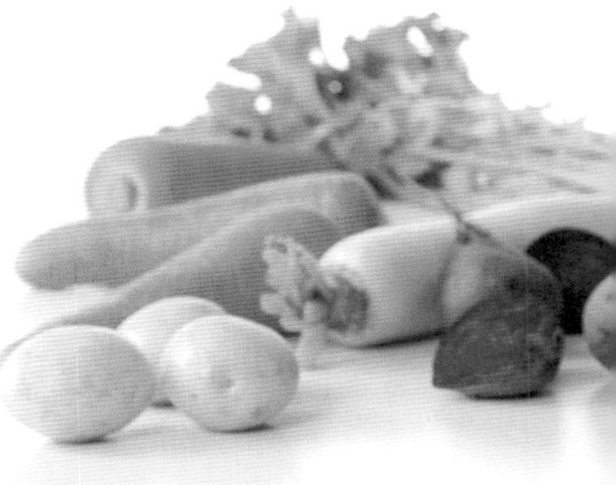

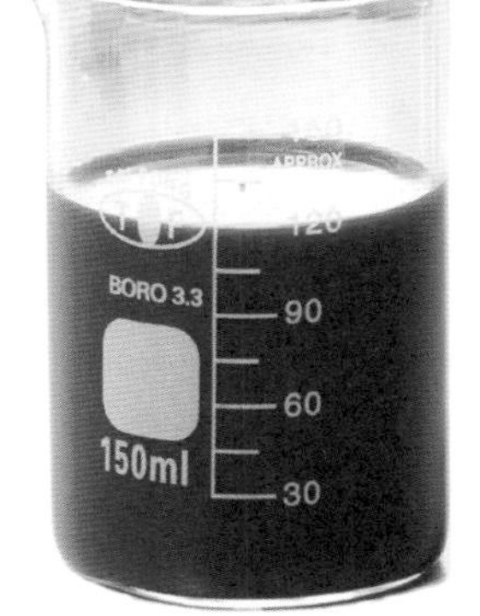

晨星出版

不用刀的手術 目錄
CONTENTS

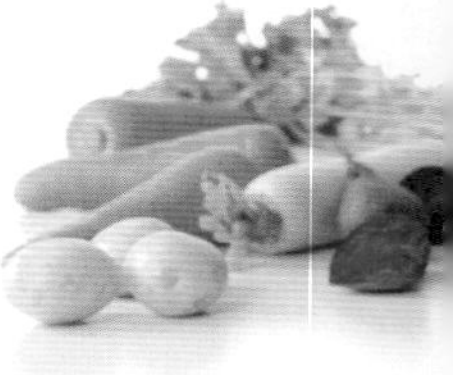

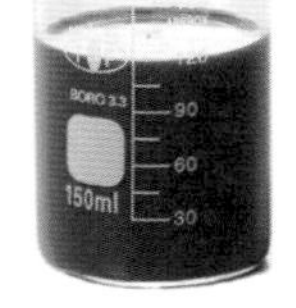

推薦序一

不吃藥的藥師

王康裕藥師是我們北醫的首屆藥學系畢業生，他常自稱是不吃藥的藥師，本書是詳述他如何善用布魯士根莖汁，從藥王轉變成不吃藥的藥師的寶貴經驗。

這幾年來，王藥師藉著他的專業背景及自然療法經驗，一直擔任出版社的校稿及推薦義工，我們一直鼓勵他出書，但他總是沒有動靜。這次終於乖乖靜下來寫了這本《不用刀的手術》。起初我不以為然，既然是手術，哪有不用刀？後來他解釋，不用刀的手術與不吃藥的藥師有異曲同工之妙，廣義的解釋就是，如果可以不藉由正統醫療及用藥來解除疾病，就是不用刀的手術，我終於首肯了。

本書靈感出自於《布魯士癌症整體療法（The Breuss Cancer Cure）》一書，布魯士先生藉由有機的五種根莖汁斷食法治癒了多種疾病。當今大部分的慢性疾病都源自於作息及飲食不當，也就是所謂的「生活習慣病」。過去的癌症病例不多，或被歸類於遺傳基因問題，但是，如果從百年前的每千人只有三人因為癌症而死亡，演變成現在每三人就有一人因癌症而死亡的情況，就可以了解其實遺傳基因只不過是小原因之一，大部分的原因是來自於人為的壓力、作息、飲食或環境。既然是人為因素，就可以想辦法以人為努力克服疾病，也就是所謂的不吃藥的生活或不用刀的手術。

布魯士的五種根莖汁，大概是全世界唯一百分之百取自於生長在土地下的根菜寶貴精華液，非常難得。五種根莖汁的協同作用，猶如經過千錘百鍊驗證過的中藥配方，根莖汁配方百分比是經過不斷的嘗試與實證而得來的固定處方。

為了以專業理論對五種根莖汁的協同作用進行有條理的分析，王藥師翻閱了他十多年來收集的國內外自然養生書籍。發現大部分疾病的背景因素，皆是能量分子ATP不足以及缺氧而導致的代謝障礙。這種代謝障礙，可以人為的努力而獲得改善。

王藥師一直害怕講太多ATP會使內容太深奧而讓人看不懂，我仔細的看完全書，發現他已經講得相當白話，而且有那麼多的實例見證，應該不致於讓讀者看不懂了。

最後，還是希望王藥師繼續帶動大家過著不吃藥的生活，特別推薦鼓勵之。

臺北醫學大學講座教授　謝明哲

推薦序二

生命中的貴人及恩師

回想這十多年來在推廣健康飲食教育的路途上，甘苦點滴如同昨日歷歷在目，我常常說：人生三十歲以前需要遇到貴人，三十歲以後要當別人的貴人。非常有幸自己能夠從一位建築工程師轉變到今天成為推廣健康生活的達人，一場工地意外及遇見王藥師都是我生命中很重要的轉捩點之一，也因此讓我的人生觀大大的改變。「危機就是轉機」，無論多困難的處境都是生命該轉彎的時候。而生病何嘗不是如此呢？

終於，在今年十月份盼到這本由王藥師執筆的《不用刀的手術》，實在太高興了。這十幾年來他一直在台灣這塊寶島上認真推廣有機健康的生活理念，從《布魯士的癌症整體療法》一本書一段緣一世情的緣起，一個人、兩個人、一個家庭到一家有機店、兩家有機店的溝通分享。何謂有機健康的生活？有機食品跟健康有著什麼關聯？又如何以有機自然無毒的食物來提昇自己身體許多原本的「自癒能力」？王藥師帶領大家，懷抱著讓更多人身心健康免於病痛、創造環境健康這樣共同的心願及理念。

還記得透過王藥師的推薦、第一次喝到布魯士根莖汁時的感覺，永生難忘，深入探究並和王藥師一同走訪德國哥森—布魯士自然療法中心之後發現，這五種平凡的根莖組合成的根莖汁背後卻有著更大的使命。布魯士根莖汁也是我生命中的貴人，布魯士根莖汁幫助自己和許多人的健康獲得改善，透過本書王藥師將多年醫學經驗分享布魯士根莖汁配方，從大地孕育五種能量進而由ATP的角度切入，淺顯易懂。

最後，相信透過這本書可以讓更多讀者輕易了解到「不用刀的手術」真正的意義，平凡的五種根莖汁也能創造出最不平凡的生命力量。

自然法則養生專家　王明勇

推薦序三

營養師的再教育

我是台灣通過高考、正統體系的營養師，再還沒進入自然醫學這塊領域時，常常很疑惑，坊間說的酵素真的有效果嗎？人體自然會產生酵素為何要再補充？這類問題常常很困擾我，也一直得不到解答。後來進入無毒的家當營養師接觸王藥師，經由他的講解與介紹，讀了酵素之父豪爾博士的書後，才真正瞭解補充酵素對身體的意義，這也才讓我深刻感覺到，只讀正統西醫體系的學問是不夠的。後來陸續閱讀時下大師們的作品，例如哥森、布魯士、新谷弘實、石原結實、安保徹、濟陽高穗等，讓我瞭解到醫學的學無止盡及人體的奧妙。

看完王藥師的《不用刀的手術》一書，再次佩服，他把正統的醫學專業與自然療法完美結合起來，並以深入淺出的筆法介紹兩種體系相乘的效果。他很客氣的問我意見：「書中提到ATP不知道消費者是否能了解？」，我則回答：「這是很重要的概念，因為現代人生活習慣不佳、壓力太大，ATP普遍不足，身為專業營養師也應負起推廣解說的責任。」

正好，我剛讀完兩本書《這一生，至少當一次傻瓜》、《蘋果教我的事》，作者雖然是農夫，但是思想卻是非常有邏輯，他觀察大自然如何運行並依循自然法則，在種植蘋果時完全不使用農藥、化學肥料、堆肥，讓害蟲自然消失，讓蘋果自然開花結果。其中，這位蘋果阿公認為，農業最重要的就是要把土養好。這種概念就跟王藥師一再提倡的思維相同：身土不二、人無法離土地生活，並且要遵循自然法則。然而，目前主流醫學都是依症狀來做治療，頭痛開止痛藥，胃痛開胃藥，就像一般果農種蘋果一樣，遇到什麼害蟲就使用相應的農藥除蟲，卻不追根究柢，只知一再使用藥物來改善症狀。

蘋果阿公花了十一年的時間才成功種出不使用農藥、化學肥料的蘋果，如果您想要得到健康，透過本書的概念，不需要很久的時間，只要親身體驗就能輕鬆回復健康，尤其是書中最經典的半斷食或斷食療法，能徹底的改善體質，特別推薦大家實行。

輔大營養研究所畢業、專技高考營養師　陳瑞鈿

前言

一本書，一段緣，一世情

十多年前，我到瑞士旅行，那場旅行促使我與布魯士五種根莖汁結緣。瑞士友人 Roger 介紹我布魯士五種根莖汁的配方，以及《布魯士癌症整體療法（The Breuss Cancer Cure）》這本書。當時我正值從事藥界工作四十年，有些工作倦怠，再加上長期交際應酬的生活狀態，導致身體狀況亮起了紅燈。

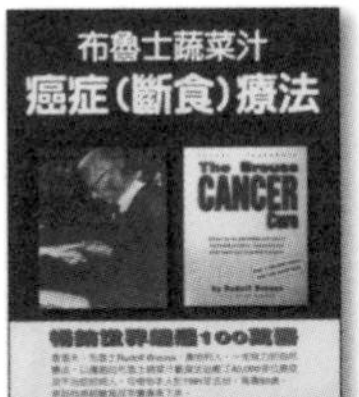

這本書是我生平第一次接觸到的自然療法書籍。五種根莖汁——甜菜根汁、胡蘿蔔汁、西芹根汁、馬鈴薯汁、黑蘿蔔汁的組合——帶有濃厚的泥土香的氣味，當時我並不是很喜歡，但是想到布魯士的四十二天斷食療法，不吃任何固體食物，期間每天只飲用這種根莖汁五百CC，於是對這個配方很好奇，半推半就也接受了。

這本書及五種根莖汁，對我的事業、興趣及身體而言是個巨大的轉捩點。以前的我，跟其他上班族沒有兩樣，對於健康問題總是沒耐性，也沒時間維持。十多年前，我頸椎發生輕微的骨質增生問題，醫師給了我兩個選擇，一個是要長期做復健，不需開刀；另一個選擇就是頸椎動手術。因為我工作忙碌，個性也比較急，為求快速療效，就選擇開刀治療。

現在回想起來，其實復健就是一種不用刀的手術。

而自從接觸自然療法後，我的生活步調和態度就逐漸轉變。過去經常工作應酬，什麼都講求迅速有效，就連花心思改善身體狀況也認為是「浪費時間」，漸漸變得注重健康與養生，傾聽身體的聲音調整作息與飲食，從「藥活」走到「樂活」的境界。

之後，我也曾經和內人、王明勇老師夫婦一同到德國的哥森—布魯士養生營，去參觀他們如何搾取布魯士的五種根莖汁。在那裡，我也看到哥森的錄影帶，瞭解咖啡大腸淨化的原理，並體驗第一次的咖啡大腸淨化，深刻感受到身體徹底淨化的舒適與喜悅。

發現自然療法新價值

今日，健康養生潮流，已開始逐漸轉變。原本對主流西方醫學奉為圭臬的醫療界也發現現代醫學有其極限。像日本的消化系外科名醫濟陽高穗醫師，因感悟到過去治療的癌症病患，五年存活率皆少於五〇%，所以致力研究改善方針並參考自然醫學的哥森博士、布魯士等人的療法，提出一套癌症治療的飲食方法讓病人禁鹽、補充大量蔬果汁等食療法，且經十多年的臨床追蹤，證實有效，現在病患的五年存活率提高至六十六%。

此外，美國知名胃腸外科權威新谷弘實醫師也曾參考哥森博士的咖啡大腸淨化法而有更近一步的醫學研究，這些都是現今醫師參考先賢智慧所使用的療法。

人類有史以來最龐大的飲食健康報告——一九七七年的麥高文報告，以美國國立癌症研究所、心肺血管研究所、國立營養研究所、保健福利部、農業部等單位的專家、醫生及研究者為中心，並在英國皇家醫學調查會議、北歐各國聯合醫學調查會議的協助下，進行世界性規模研究，調查飲食生活與疾病的關係，這項報告中，有一項重點是：癌症、心臟病、腦中風、糖尿病等致病的主要原因在於飲食不當。可見，飲食不當對癌症與慢性病的影響甚劇。由此我不禁要讚嘆，幾十年前就發展出根莖汁自然療法大師布魯士與哥森醫師的偉大與洞察先知的醫療貢獻。

現今醫療已興起一股結合西方醫學與自然療法的整合醫療風潮，甚至某知名醫學中心還成立了輔助暨整合醫學中心，研究如何透過民俗療法或自然療法這類輔助醫療方式來幫助病人。

喜悅分享「從藥活到樂活」的經驗

我接觸自然療法已有十多個寒暑，期間認識這個領域的許多朋友及專業人士，也趁此機會閱讀不少養生書籍、接觸許多學派，並立志作出版社的義工，幫他們寫推薦、審訂自然療法的好書。我也一直很感謝出版界，在生活習慣病最猖獗、正統醫療遇到瓶頸的時代，給讀者帶來諸多醫學相關資訊。

我會想寫本書的原由是在我把布魯士的這個配方介紹到東南亞、韓國、大陸及美國南加州、加拿大溫哥華等地，得到廣大的迴響，歷經多年已累積了不少心得及經驗，是該有所回饋了，今年終於在許多友人的鼓勵和督促下，開始著手書寫下我的第一本著作《不用刀的手術：布魯士根莖汁的神奇配方》。

當初我創立「無毒的家」時，布魯士五種根莖汁功不可沒，我們在銷售與授課的過程中得到許多回饋，因此，我才能在此與大家分享真正的健康法，這種喜悅遠超過事業成功帶來的快樂，因為，這種分享是對人群更深刻的關懷與情誼。

希望這本書能引導諸位讀者踏上自然療法的樂土，過著更具幸福感的樂活人生。

第一章 什麼是「布魯士癌症整體療法」

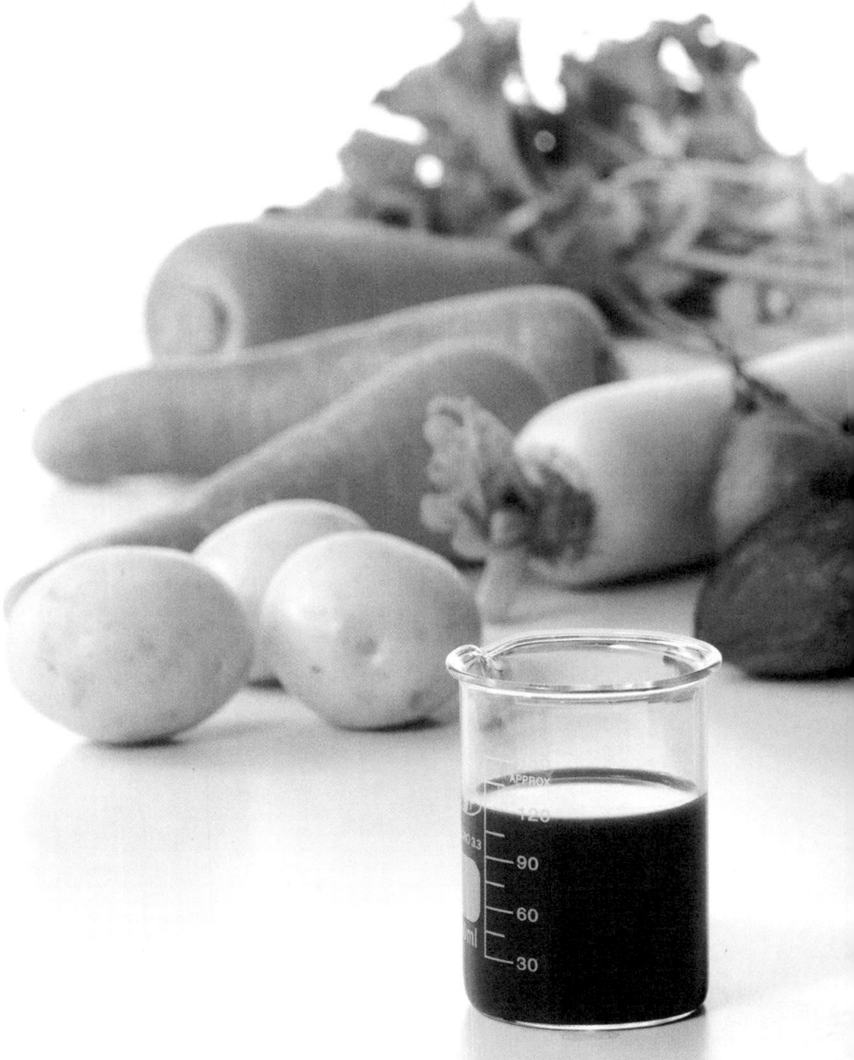

布魯士癌症整體療法是全世界最經典的自然療法之一。以五種根莖汁配方配合斷食，治療癌症、白血症及其他多種慢性疾病，讓數以萬計的病患重拾健康。

全世界最盛行的自然療法之一：布魯士癌症整體療法

魯道夫・布魯士（一九〇〇～一九九二），出生於奧地利，精通藥用植物與自然療法，曾於德國設立布魯士斷食診所（Breuss Fasting Clinic）。當時，他以甜菜汁、胡蘿蔔汁、西芹根汁、馬鈴薯汁及黑蘿蔔汁等五種根莖汁配合斷食，治療癌症、白血症及其他多種慢性疾病，讓數以萬計的病患重拾健康。

在歐洲，自從一九五〇年代開始，保守估計至少有四萬名癌症或醫生宣告無藥可救的病人，因布魯士先生的根莖汁斷食療法而重獲健康。

布魯士先生堅信大自然法則，找到在現代正統醫療之外的健康新契機。他的根莖汁斷食法已獲得歐洲許多自然療法醫師的背書與認同。今日諸多自然療法或食療的原理，皆參考了布魯士的作法。

關於《布魯士癌症整體療法》一書

《布魯士癌症整體療法（The Breuss cancer cure）》一書，由布魯士先生所撰寫，目前已經有德文、英文、法文、義大利文等版本，中文版於二〇〇五年由我委託七懋實業股份有限公司出版。英文版有兩種版本，一個屬於加拿大 Books Alive 出版社，另一個版本則屬於澳洲生藥學院，台灣的版本是根據澳洲版本翻譯的。

截至目前為止，這本書在全球已售出超過一百萬本，大概是有關自然療法及癌症相關書籍當中，銷量最廣也銷售最久的書之一。

兩大經典自然療法的差異

布魯士根莖汁療法與哥森療法，是自然療法界的兩大經典，現今許多醫師採用的輔助食療，大都是參考他們兩位的作法。雖然布魯士與哥森都使用蔬菜汁食療作為主軸，但還是有所差異，舉凡斷食與否、是否使用保健食品以及實行上的困難度等。

為了讓各位能更快看出這兩者間的差異，我做了一個簡單的比較對照表，如下頁：

布魯士根莖汁療法與哥森療法的比較

人名	布魯士	哥森
年代	1900～1990	1881～1959
背景	自然療法師	醫學博士
療法食材	每天500CC的五種根莖汁（甜菜根、胡蘿蔔、西芹根、馬鈴薯、蘿蔔），搭配洋蔥湯、發酵高麗菜汁、鼠尾草、香蜂草及薄荷等草本茶，飲用量隨意。	每天大約2000CC的蔬果汁，配方以蘋果汁＋胡蘿蔔汁為主軸，再搭配綠色蔬菜汁，共約2000CC。
斷食與否	是。42天斷食療程只食用上述食材，不能吃固體食物。	否。飲食比較有彈性，但是禁止鹽分、動物性食物及奶製品的攝取。可食用健康的優格。
保健食品	不採用	Q10、碘素等促進ATP循環的保健食品，並搭配胰臟萃取物（內含消化酵素）*注1
如何預防便祕	含番瀉葉的草本茶	咖啡大腸淨化
蔬果汁配方的效能機制	五種根莖汁當中，甜菜維護肝功能，促進肝臟解毒；胡蘿蔔保護肺與肝臟；馬鈴薯保護胃部；西芹根促進腎功能；蘿蔔保護胃。	攝取大量蔬果汁之目的是解毒及排毒。某些肝機能不好的病人，因為一下太多毒素排至血液，無法立即排除，而產生昏沈的現象，所以輔以咖啡大腸淨化加速解毒及排毒。
水與飲料	使用好水，搭配鼠尾草、香蜂草及薄荷等草本茶	不需要喝水，但可以飲用具鎮定與消化作用的洋甘菊茶，或者幫助消化的薄荷茶。
糖分的攝取	無	黑糖蜜、楓糖漿及好的蜂蜜
油類的攝取	無*　注2	有機亞麻仁油
治療的理論	斷食可以解毒及排毒，斷食期間不食用含有蛋白質的固體食物，讓饑餓的紅、白血球（含巨噬細胞）吞噬體內不好的蛋白質。	解毒、排毒、提高免疫力、改善代謝障礙。
引發的爭議	81歲時遭到當地正統醫療機構指控其為密醫與詐欺犯，後來有許多病患挺身而出聲援、作證，最後獲得無罪。	被美國正統醫藥界排斥，曾經被支持他理論的人安排至眾議院做演講，成功為自己辯護。當時的醫藥界對其態度十分矛盾。
實行困難度	方法簡單，容易執行，通常在斷食三天後就不覺得餓，溫性的根莖汁也不會讓人覺得虛寒，因此可以照常工作生活。建議進行一週以上的斷食必須有專業人士在旁輔導。	因為搭配醫療，食材比較豐富，2000CC的蔬果汁準備不易，通常在治療期間需要有人在旁伴護。

注1：建議在斷食期間，飲用不加鹽的薑絲海帶芽湯或昆布湯，因為海帶所含的碘可以提高代謝率。
注2：筆者喝根莖汁時，習慣上添加十五CC的有機亞麻仁油，以增進可溶性維生素的攝取。

許多健康養生書籍都會提到布魯士的有機根莖汁療法、哥森的蔬果汁配合大腸淨化並補充Q10，以及巴德維的陽光、空氣搭配亞麻仁油。這三位自然療法先鋒皆出生於相同的年代，其中，哥森及巴德維不約而同於一九五〇年代提出了亞麻仁油對癌症病患的益處，可謂英雄所見略同。他們的理論都有大量親身案例佐證，證實他們的療法有效，這點十分難能可貴。

所謂「單方不成藥」以廣義的解釋來看，布魯士五種根莖汁不同成分的協同作用就屬於這種概念；我參加過德國健康養生營，他們融合布魯士、哥森與巴德維的理論與作法，也是一種「單方不成藥」的概念。因此，我在本書中除了介紹布魯士的五種根莖汁，也會提及巴德維與哥森等學者的理論，並搭配各家作法的活用方式，結合數種養生概念，以期能達到最好的效果。

生活中層出不窮的毒素

澳洲生藥學院院長、生藥學家希爾德・何明士（Hilde Hemmes）在她的經典著作《解毒（Detox）》一書當中，提到二十一世紀的人類身體內充滿毒素，就像浸泡在五花八門的雞尾酒般的毒液裡，舉凡農藥、殺蟲劑、西藥、防腐劑、金屬、清潔劑與環境荷爾蒙等，可見，阻毒、排毒與解毒在生活中非常重要。

希爾德·何明士把布魯士的五種根莖汁引進紐西蘭與澳洲，搭配其生藥，在解毒及排毒的領域中做得有聲有色。他也是布魯士癌症整體療法的紐澳版本的合著者。

我天生嘴饞又怕死，但是不貪吃，這也是我從事這個行業的原則。測驗你的阻毒、解毒、排毒分數，是我最愛與朋友分享的一堂課。阻毒不要勉強，有些環境及先天上的無奈就罷了，正如石原結實醫師所說：幸福感與樂活最重要。但是不要貪吃雜食，把排毒及解毒的工作做的徹底才是最重要的。

什麼是PDS係數？

有個簡單的表格可以檢測PDS，如下頁，將表格阻毒（Prevention）、解毒（Detox）、排毒（Secretion），這三者選項分數累計，即可評估自己的阻毒、解毒、排毒狀況，也就是所謂的 PDS 係數（PDS index），了解自己在這三方面的不足之處與補救之道。

PDS係數檢測

計分方式：阻毒P佔30%，解毒D佔35%，排毒S佔35%。
每個選項5分

阻毒

- □ 晚餐結束到隔天復食超過12小時
- □ 常吃有機蔬菜
- □ 不吃零嘴甜食
- □ 居住及上班的環境沒有污染
- □ 飲食細嚼慢嚥，七分飽，常吃消化酵素
- □ 晚餐不外食

解毒

- □ 是否服用保肝的保健食品，如朝鮮薊，奶薊草，蒲公英
- □ 每天是否飲用1000～1500CC的水分
- □ 是否定期排肝膽結石
- □ 每天是否攝取五種以上的蔬菜水果，如布魯士五種根莖汁
- □ 每週進行三次以上咖啡大腸淨化
- □ 是否每天額外補充20公克以上的膳食纖維
- □ 是否每天額外補充益生菌

排毒

- □ 每週運動三次以上（約流汗的程度）
- □ 每天兩次以上的排便（含咖啡大腸淨化）
- □ 定期做排肝膽結石
- □ 每天排便前後進行新谷式深層腸道按摩，做到沒有氣體咕嚕咕嚕的聲音為止
- □ 是否每天攝取20公克以上的膳食纖維
- □ 是否每天攝取足夠的水分
- □ 每天是否攝取五種以上的蔬菜水果，如布魯士五種根莖汁

由於有這個表格，常常有人問我的ＰＤＳ係數是幾分，我往往都是阻毒不及格，而解毒與排毒滿分！

過去人類的環境污染其實不像今日嚴重，但是現今大地經過百年來的化學污染與農藥肥料的濫用，土壤已經變得相當貧瘠，蔬果內所含的維生素、礦物質及植化素顯然不足。由於大環境汙染在阻毒方面，再怎麼講究都難免會接觸到毒物。因此，解毒與排毒就顯得格外重要。而布魯士這五種根莖汁，因為取自有機的土地，就顯得特別有意義，難怪我推廣此一配方到東南亞、大陸、韓國及南加州、溫哥華，都能獲得廣大的肯定。

此外，哥森與濟陽所強調的代謝障礙，其實就是維生素、礦物質及植化素等微量營養素攝取不均衡或不足，使得蛋白質、脂質與糖類等巨量營養素的代謝產生問題。而布魯士五種根莖汁剛好能補足了這個環節。

所以接下來，我將說明布魯士根莖汁的神奇配方為何對人體有益之處。

第二章　布魯士配方：五種根莖汁

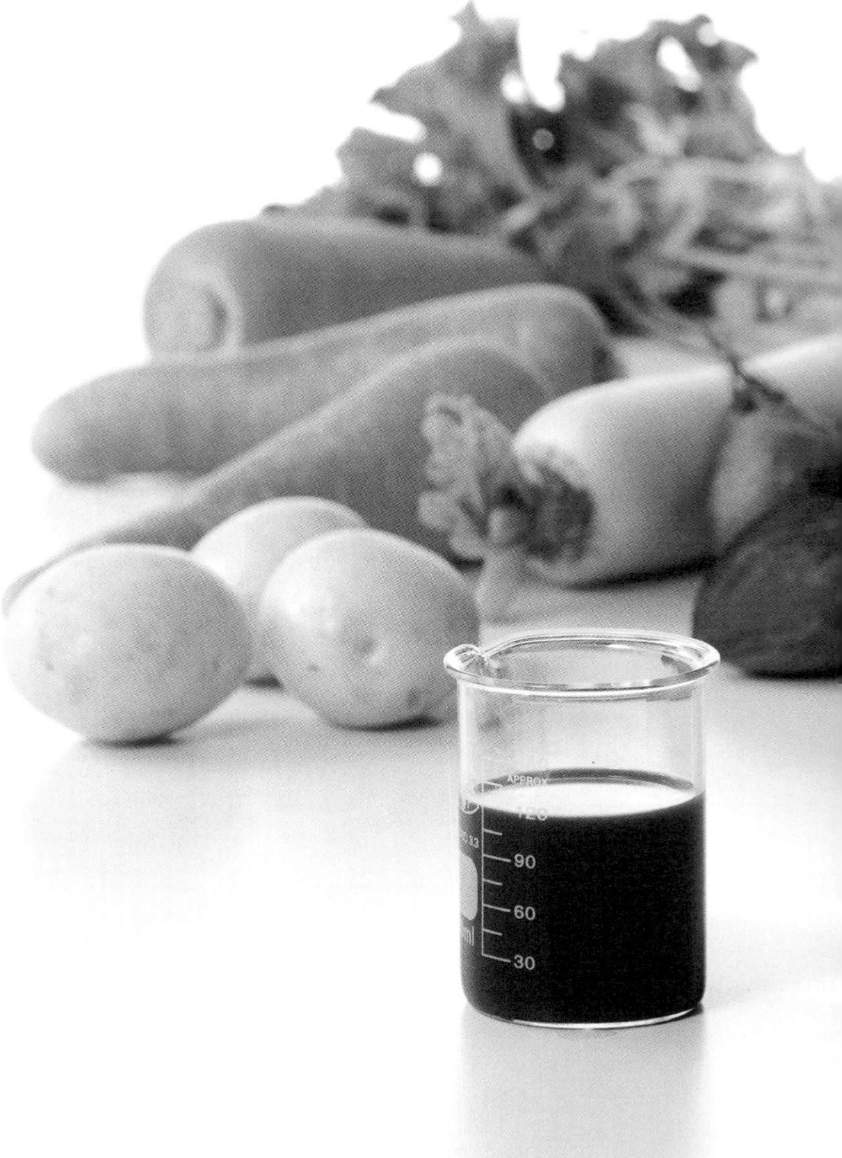

布魯士根莖汁的效果真神奇！那麼要如何調配呢？

本章將從用具到材料，詳細解說布魯士配方根莖汁的作法，你也可以在家搾取根莖汁囉！

天天五蔬果

最近有許多書籍提到美國癌症患者的比例有逐年下降的趨勢，這歸功於一九七七年的麥高文報告，裡面提到美國人因為動物性蛋白質及脂肪攝取過多，引起許多慢性病與癌症等重大疾病，幾乎拖垮了美國的醫療預算。

這項報告中，建議美國人每日要攝取至少五種以上的蔬果，所以，「天天五蔬菜」這句口號成了美國慢性疾病下降的契機。

台灣這幾年的素食料理，不論是質、量或口感，都有相當大的進步，雖然價位也不低，但我一週至少會有兩次到高級的自助式素食餐廳用餐。餐廳提供了均衡的生鮮沙拉與熱炒，讓人吃得很開心，但總是覺得熱炒的菜口味太重，甜點也太多。

所以我習慣在家中自己打理，早餐以三合一芽菜加兩種水果做成沙拉，並搾取一顆葡萄柚汁做為淋醬，再加上少許蘋果醋及亞麻仁油，有興趣的朋友可以嘗試看看，你會很驚訝的發現，葡萄柚汁、蘋果醋與亞麻仁油實在是絕配，而且一點都不油膩，我同時還會搭配五十度C溫熱的布魯士根莖汁。

每當我坐在陽台上享用這份早餐時，我很有幸福感，對生活感到十分滿足而喜悅，這份早餐享受到的不只美味，我所使用的芽菜與水果富含酵素，再搭配布魯士根莖汁中的維生素、礦物質與植化素，讓營養代謝的協同作用發揮極致，而且也超過了天天五蔬果的目標，感覺就是健康清爽。

雖然各界一直呼籲每天要攝取至少五種以上的大量蔬果，

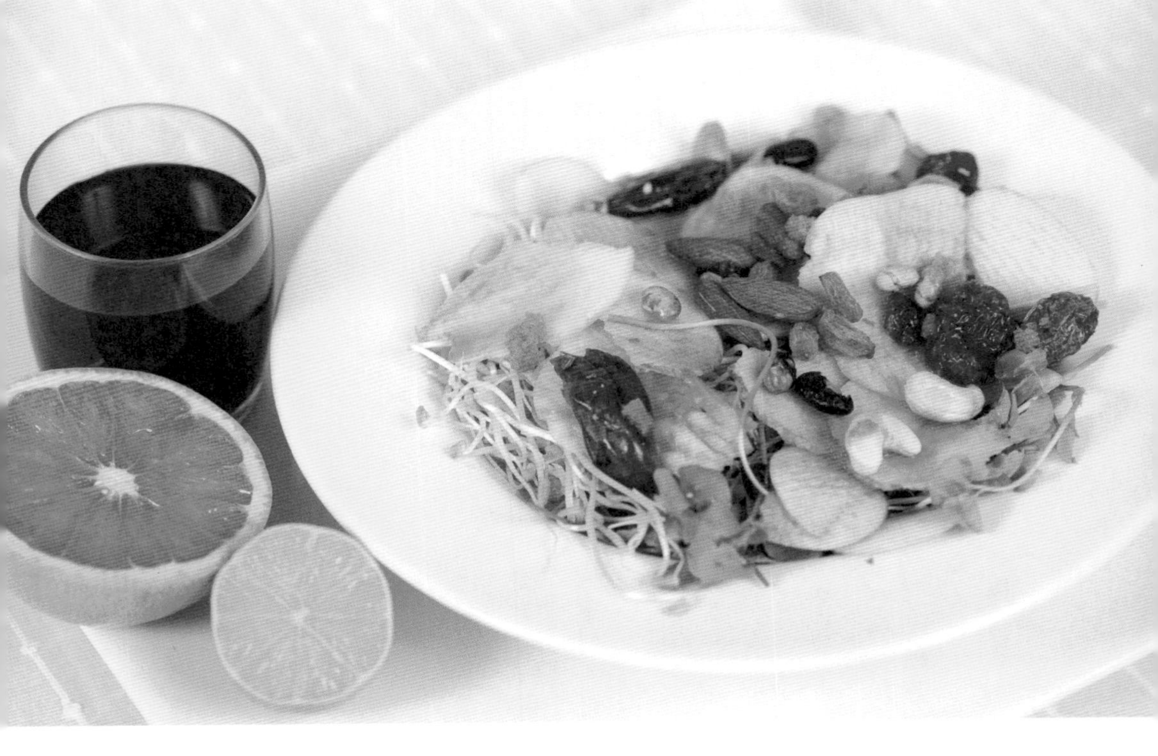

但對於現今常外食的人們而言，一天食用五種蔬果其實很困難，所以我覺得若是能每天攝取五種根菜精華液一二五CC，再搭配正常的作息及飲食習慣，就可以避免代謝障礙，這也是我的每日養生標準。

布魯士配方的比例

在二十世紀早期，當時的人們對生化學、細胞學、維生素、礦物質及植化素等微量營養學的了解，不像現代那麼清楚，布魯士先生的根莖汁及草本茶的配方，就像歷代東西方的古老醫學配方，是憑眾多經驗得到的心得。每種根莖汁就像中藥的一味藥材，可以視病患個人的需要及症狀做藥方量及種類的調整。

在家自製布魯士根莖汁的比例如左列——

甜菜汁五十五％（三〇〇公克）

胡蘿蔔汁二〇％（一〇〇公克）

西芹根汁二〇％（一〇〇公克）

馬鈴薯汁三％（十～三十公克）

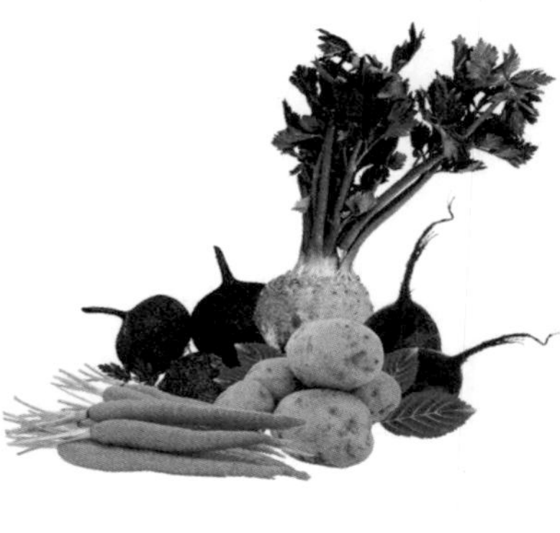

黑蘿蔔汁二%（十～三十公克）

根莖汁的百分比可以視個人的需要酌量調整，如胃比較弱的人，可以增加馬鈴薯的比例，在某些地區找不到完整的五種素材，就可挑選類似的食材替代。例如在日本，很多人就喜歡以鴨兒芹搾汁與白蘿蔔磨泥代替西芹根與黑蘿蔔。若在台灣地區，可以用芹菜莖與白蘿蔔替代搾汁使用。

選用五種根莖的重點

五種根莖汁，原料都是長在地下的根莖類蔬菜，它們吸取大地的營養精華，經過光合作用的催化，產生了豐富的珍貴維生素、礦物質及植化素，借用日本溫熱療法專家石原結實在《身體乾燥？小心老化提早報到》的說法，這些長在地面下的植物根部，就像是人體的下半身，顏色屬於使身體溫暖的暖色，因此是一種提高腎功能並防止體內乾躁的抗老化補劑。這些根莖汁在布魯士的斷食法中擔負排毒及解毒的角色，又可以讓人在四十二天不攝取固體食物的狀況下不致於挨餓，實在有其道理。

因五種根菜都埋在土壤裡，**容易發生農藥及重金屬污染，所以，最好使用有機無農藥栽培的食材，尤其那些因需要每天或定時飲用的人，更需要考慮這個重要因素。**

布魯士配方根莖汁的作法

我會建議有興趣親自搾取根莖汁的人，先準備一台果菜殘渣與果菜汁分離式的搾汁機。

因為，每次搾取的根莖汁不見得剛好飲用完畢，可以先將根莖汁儲存在冰箱中，再次飲用時將冰冷的根莖汁先溫熱後再飲用。千萬不要飲用冰冷的根莖汁，因為吃下冰冷的食物會讓胃部收縮，就像是潑自己冷水一樣。

如果真的沒時間溫熱根莖汁，也可以加熱水飲用或放至常溫再喝，總之，不要食用任何過於生冷的食物。

製作根莖汁的重要道具：

1.菜渣與菜汁分離的搾汁機

2.可定溫定時的鍋具

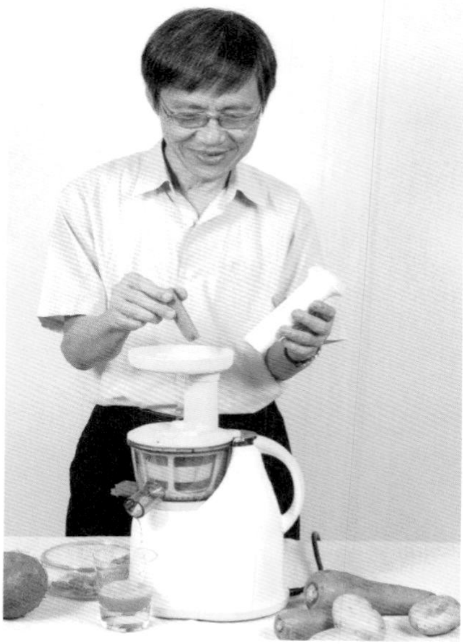

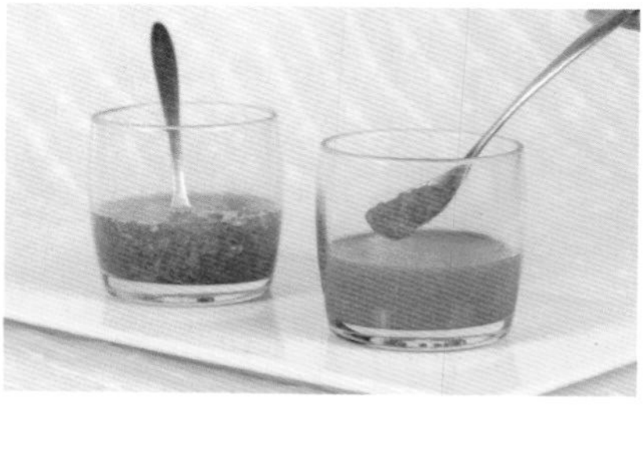

我有時候覺得把根菜殘渣丟掉太可惜，所以會將胡蘿蔔渣與蘋果汁放入果汁機一同攪打，隨即就是一杯美味又健康的飲料，而將蘿蔔渣加一點蘿蔔汁下去攪拌一下，就成為蘿蔔泥，內含豐富的消化酵素，可以做為沾醬或搭配魚料理食用。

布魯士配方：根莖汁，兼顧五臟六腑的健康與平衡

根莖汁的五種根菜所含的營養，對於人體各系統或器官十分有助益。胡蘿蔔的β胡蘿蔔素是維生素A的前趨物，對於黏膜組織、肺臟、肝臟與胃部有保護作用。而甜菜根可以促進腸蠕動，對肝臟、脾臟與腎臟有助益。西芹根的成分則是作用於神經系統與腎臟。馬鈴薯的成分可以保護胃部。黑蘿蔔的成分對消化系統與膽囊具有保護作用。更重要的是，這五種根莖的成分在人體內具協同作用，形成極佳的平衡。

甜菜汁

甜菜是生機飲食界的超級明星，以前在本地並不多見，現在台灣也有農民開始栽種。甜菜根屬於根莖類，切開來果肉是紫紅色，吃起來有股特殊的土味，口感鮮脆順

口，可以生食亦可以煮湯、做料理。

長久以來，在歐洲的自然療法中，甜菜根的地位非常的崇高。**甜菜根含有豐富的鉀、磷、鈉、鐵、鎂等礦物質與維生素A、B、C以及生物素（Biotin）等，是良好的鹼性食物**。其中所含的**甜菜鹼（Betaine）可以協助膽汁分泌，幫助疏通肝臟血管**。

甜菜根具有的天然紅甜菜素、維生素B_{12}和優質的鐵質，是婦女與素食者補血的最佳天然營養品。一般人除了把甜菜根當成天然的綜合維生素來使用之外，當遇上感冒發燒、身體虛弱時，甜菜根也能促進消化、補給營養。

在癌症治療方面，甜菜汁讓缺氧的癌細胞的呼吸效率提升十倍以上，使缺氧的細胞正常化。甜菜汁喚起人體與生俱來對抗癌細胞的本能。

甜菜小祕方

甜菜根具有換血、造血及清血的功效。如果有膽結石問題，建議可在每餐前先飲用半杯生甜菜根汁，可防止飯後不適。若想改善肝積水或腹水問題，食用的量要很大，建議一天需要1.8至2.2公斤的甜菜根，將其搾汁，每餐前飲用約250CC，將會有很好的改善效果。甜菜根為高鉀食物，腎臟病患者則需要依照醫師指示食用。

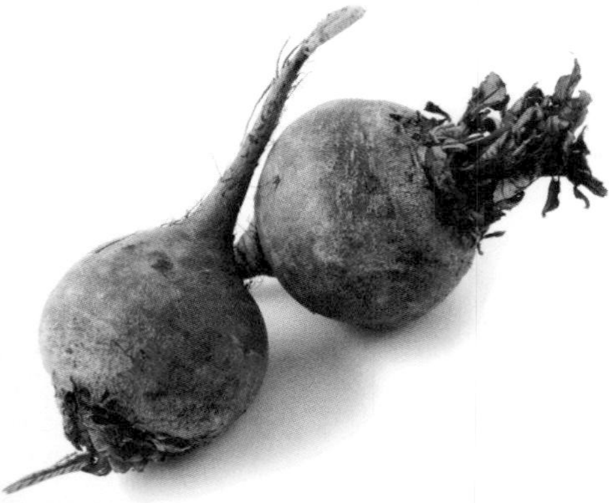

胡蘿蔔汁

據研究，**胡蘿蔔中的大量類胡蘿蔔素和木質素，具有治療癌症之功能，經常服用一定量的胡蘿蔔汁對防止肺癌大有好處**，長期吸煙的人，每日飲用半杯胡蘿蔔汁，對肺部亦有保護作用；胡蘿蔔中含有大量的果膠物質，它可與汞結合，從而使人體內有害的汞成分得以排除，所以在解毒及排毒的配方中是不可或缺的角色。

胡蘿蔔含有多種且大量的胡蘿蔔素，其中，**β胡蘿蔔素在人體內可以很快轉化為維生素A，特別是對老年人能產生明目養神、預防呼吸道感染、調節新陳代謝、增強抵抗力等作用。胡蘿蔔中含有鈣、磷、銅、鐵、氟、錳、鈷等多種礦物質，以及茄紅素、花青素、葉綠素、植物固醇等植化素。**

胡蘿蔔小祕方

胡蘿蔔汁與蘋果汁不論是味道或效果都是絕配，因此廣受東西方自然療法的運用，石原結實醫師曾利用胡蘿蔔汁與蘋果汁讓中性球和巨噬細胞的吞噬能力提升五〇%，發現在空腹或斷食期間，白血球的吞噬力與殺菌力增強，利用這種特性，讓白血球吞噬體內的老舊廢物與病原菌，能讓人們變得更健康。

胡蘿蔔蘋果汁含有許多有效的成分，胡蘿蔔是深紅色且硬的根莖類蔬菜，蘋果是紅色且在溫帶栽種的水果，兩者都是讓身體溫暖的陽性食物。再搭配發酵高麗菜汁，更有錦上添花的效果。

西芹根汁

西芹根含高濃度的植物荷爾蒙與精油，香味獨特伴隨高濃度的鹼性礦物質，例如有機鈉，能調整並鎮靜中樞神經系統，因為具這種扶正固本的特性，而被稱為歐洲人蔘。如果找不到西芹根，也可以用芹菜莖代替。

芹菜根汁是鹼性並具有排除異物特性，所以被建議用在因廢物、毒素累積造成的各種身體障礙，尤其風濕性關節炎及與關節有關的疾病。

芹菜根所含的精油可以擴張腎臟的微血管，使水分的排泄量提高，由於體內的水分排泄量提高，也帶動了體內水溶性毒素及代謝物的排出速度和量，因此，對於痛風、風濕、結石、各種組織的酸性都有改善的效果。它的排毒功能顯著，是一種血液清潔劑。

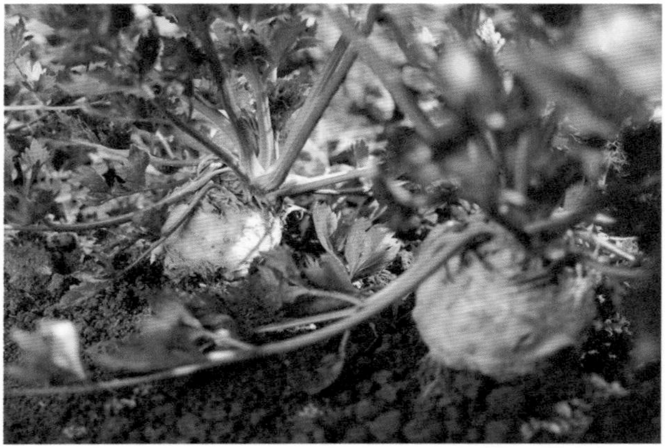

芹菜根除了滋養之外，還具有放鬆神經的效能、不只如此，如果將一杯芹菜根汁加上一匙天然蜂蜜在飯前飲用，還可以控制食慾。

馬鈴薯汁

馬鈴薯是目前世界上除了穀物以外最重要的糧食作物之一，主要食用其地下塊莖。馬鈴薯是上等食物，它與稻、小麥、玉米、燕麥同屬世界上五大農作物，**營養價值很高，每百克馬鈴薯中，含維生素C十五至四十毫克，鉀五百零二毫克。**此外，尚含有糖、膠質、檸檬酸、乳酸鈣、磷、鐵、鎂、胡蘿蔔素、維生素B_1、維生素B_2、維生素B_5等十五種營養成分。

以馬鈴薯榨取汁，於飯前飲服一湯匙，可治胃、十二指腸潰瘍、胃酸逆流、慢性膽囊炎及習慣性便秘。

馬鈴薯中含有龍葵素，它是一種植物固醇生物鹼，平時馬鈴薯中含量極微，適當的

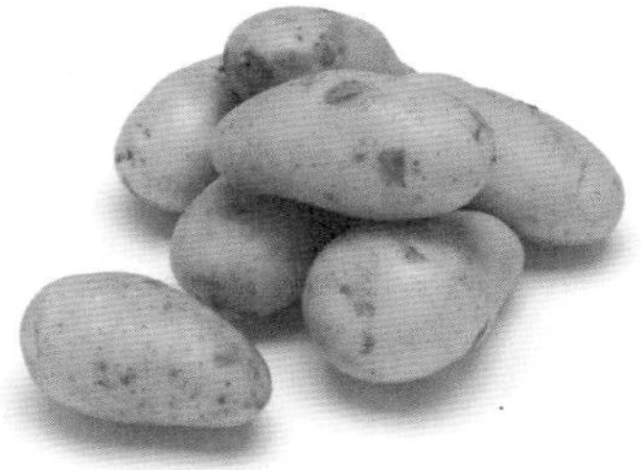

馬鈴薯小祕方

１一般性的胃酸過多、胃食道逆流，可使用馬鈴薯汁125CC搭配褐藻糖膠食用。

２想改善胃潰瘍、幽門桿菌性胃潰瘍，可使用馬鈴薯汁125CC搭配明日葉、高獨麥素的麥蘆卡蜂蜜食用。

量，對於人體健康有相當大的幫助，**一旦馬鈴薯發芽，芽眼、芽根和變綠，潰爛的地方龍葵素的含量急劇增高**，可高出平時含量的四〇~七〇倍。就會對人體產生危害，所以一定要注意這一點，**不要隨便自己榨馬鈴薯汁來飲用**。

根據日本熊本大學藥學部教授野原稔弘的研究，馬鈴薯的新芽及皮除了前述的龍葵素以外，還含有一種植物固醇生物鹼——α-卡茄鹼配糖體，能抑制及殺死癌細胞，與抗癌名藥5FU相比較，α-卡茄鹼配糖體只要達到5FU十分之一至百分之一的濃度，就有明顯抑制癌細胞增殖的效果。

馬鈴薯的醫療效果是集中在外皮及皮下，因此，一定要使用有機馬鈴薯，榨汁時要非常小心。

黑蘿蔔汁

黑蘿蔔是一種外皮呈現黑褐色、內肉帶白色的根莖蔬菜，口感略帶辛辣、味似山葵，又稱為歐洲蘿蔔。

黑蘿蔔汁可以幫助維持消化道機能，在國外的研究發現（《Journal of Biomedicine and Biotechnology》），餵食老鼠黑蘿蔔汁6天後，其膽結石及血脂肪的改善情況非常好（降低總膽固醇及三酸甘油脂、提昇高密度脂蛋白）。

黑蘿蔔中富含一種稱為「硫代葡萄糖苷（glucosinolate）」的植化素，可被黑蘿蔔中的「黑芥子酶（myrosinase）」或腸道微生物催化成「異硫氰酸酯（isothiocyanates）」，一種可以激活解毒致癌物質的酵素，因而發揮抗癌功效。黑蘿蔔的硫代葡萄糖苷亦可有效保護骨髓。

研究人員發現，補充黑蘿蔔汁亦有益腸道健康，主要是因為它可改善腸道內皮細胞（Enterocytes）的狀況、增加杯狀細胞（goblet cell）的數量，並可促進杯狀細胞分泌黏液，幫助腸內物質的蠕動排出。（長期高油飲食者，其腸道內負責營養素吸收的內皮細胞數量減少、結構排列零亂，甚至有發炎現象；而負責分泌黏液的杯狀細胞數量也會明顯減少。）

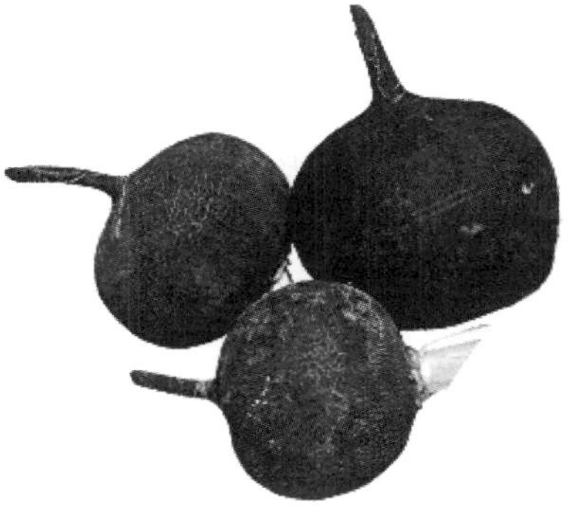

五種根莖汁所含的重要「微量營養素」

最豐富的天然綜合維生素與礦物質

有機栽種、能整株利用的根菜，是絕佳的完整食物，富含天然綜合維生素與礦物質，它們除了發揮單種營養素獨特的功能，還可以與其他的維生素或礦物質產生協同作用。兩者對人體有許多作用，在本書中，我們著重於它們在排毒及解毒上所扮演的角色。

維生素A：抗氧化物，保護黏膜，促進健康的腸黏膜以利於營養吸收及腸道排泄。

維生素B_1：促進ATP循環，產生足夠的動能，才能讓人體徹底發揮排泄的功能。

維生素B_2：促進穀胱甘肽過氧化酶的合成，讓穀胱甘肽再生（穀胱甘肽是肝臟解毒最重要的酵素）

維生素B_3：促進ATP迴路的電子移轉系統。

維生素B_5：促進酒精代謝。

維生素B_6：分解蛋氨酸，以促進穀胱甘肽的合成。

維生素C：消除自由基，促進ATP迴路的電子移轉系統。

維生素E：消除黏膜上的自由基。

銅：是與SOD（超氧化物歧化酶）配位結合的主要元素，SOD是人體內非常重要的抗氧化物。

鋅：與銅一樣，是抗氧化物SOD的配位結合主要元素。

錳：與銅、鋅同樣是抗氧化物SOD的配位結合主要元素，此外，它還是穀胱甘的成分之一。

鎂：協同Q10、B_1，促進ATP循環，及讓ATP再生，並且也參與穀胱甘的合成。

硒：參與穀胱甘肽過氧化酶的合成，讓穀胱甘肽再生。

鐵：肝的第一道解毒細胞色素P-450的成分之一，P-450負責代謝咖啡因及某些止痛劑。

布魯士配方根莖汁質量兼具的植化素、維生素及礦物質，催化三種巨量營養素的代謝作用，避免代謝障礙，後者是生活習慣病的主要原因。自然療法大師哥森最強調細胞內鉀與鈉的平衡，避免細胞便祕，影響檸檬酸循環（詳見61頁圖），產生能量分子ATP。哥森認為ATP不足是癌症的主因。

最豐富的天然抗氧化物──植物生化素

植物生化素是植物所含的顏色、香味、辣味及苦澀的成分，簡稱植化素，是植物為了保護自己不受紫外線、昆蟲等外來的攻擊而存在的一種化學成分。

有機栽種、能整株利用的根菜，是絕佳的完整食物，其中含有多種質量兼具的植化素，能夠充分發揮協同作用。而這五種根莖汁提供了大量的植化素，猜想當年布魯士調製這個配方時，應該還沒有植化素這個概念。

在一九八〇年代之後，植化素引起醫學界的注意，美國國立癌症研究中心為首的機構注意到蔬菜水果所含的植化素對於癌症預防及治療的效果，才有後來「天天五蔬果」及更多種蔬果的訴求。

我們初次喝根莖汁時，會覺得泥土味很重，味道與我們平常接觸的蔬菜汁極為不同。飲用後甚至連大小便時都呈現紅色而產生一些困擾，不過，目前這種根莖汁已慢慢為大眾接受及喜愛。當時，植化素的觀念還不像現在這麼普遍，現在回想起來，這些現象應該都歸因於植化素。

五種根莖汁各有不同的顏色及味道，所含的植化素應該至少百種以上。植化素目前被歸類為繼五大營養素、膳食纖維之後的第七營養素，這些專家中以新谷弘實最積極，在他不生病的生活系列書中，不斷提出植化素與維生素、礦物質、酵素、纖維、益生菌、好水、免疫調整物質的協同作用。

營養素在體內的運作，大致可分成三大類——
維持生命與活動的能量。
成為構成肌肉、血液、骨骼的成分。
調整生理作用等整頓身體狀況。

炭水化合物	糖 與可溶性纖維的總稱，澱粉質或穀 食物都屬於這一 。人體能量的主要來源
脂肪	脂肪可以分為飽和脂肪、單元不飽和脂肪及多元不飽和脂肪。三種提供能量的營養之一。
蛋白質	魚、肉、蛋、大豆 的主成分，含必須胺基酸多的為良質蛋白質。三種提供能量的營養之一。
維生素	可大致分成水溶性維生素與脂溶性維生素兩 ，目前合計有十三種。
礦物質	是生物必須的化學元素，也是構成人體組織、維持正常的生理功能和生化代謝等生命活動的主要元素。在乳製品、海藻、蔬菜中含量豐富。
植化素	天然化合物質，人體本身無法製造，必須從食物中獲取。不僅可以抗氧化、提升免疫力，還能輔助其它維生素發揮有效的生理機能。

在體內的主要運作

熱量來源

糖 與蛋白質每公克可產生4大卡的熱量，脂肪每公克可產生9大卡的熱量。

形成身體組織

蛋白質是體內細胞、荷爾蒙、酵素、遺傳因子、免疫物質的原料，而鈣是牙齒與骨骼的材料。

調整生理作用

活化代謝、免疫與抗氧化等生理功能，讓人體系統順利運作

↑前三者稱為巨量營養素
↓後三者稱為微量營養素
微量營養素不足或不均衡會引起代謝障礙，布魯士根莖汁的價值在於它提供質量俱佳的三種微量營養素

生活中容易補充的重要植化素

植化素種類繁多，在此我們介紹幾種重要的抗癌食品。

海洋植物　褐藻糖膠（來自藻類）

在諸多健康書中常提到琉球的褐藻菜（又稱為海蘊菜），為長壽村琉球傳統的保健食材。近年來，其萃取物褐藻糖膠的抗癌效果，紅遍天下。褐藻糖膠能增加血液中活化免疫的干擾素，誘導癌細胞自殺及抑制癌細胞的新生血管。

發酵植物　發酵古代米（朝紫米）

古時候留傳下來的一種紫朝米，其種皮佔21％，為一般米的3倍，日本人稱為古代米，漢方稱其為黑米。朝紫米的種皮富含花青素，一種抗氧化多酚植化素，可以促進網膜視紫質的合成。具有保護毛細管，增進血流的作用。另種皮所含的半纖維素經發酵產生免疫調整物質米蕈及GABA（丁氨基酪酸），前者具有NK自然殺手細胞的賦活作用，後者具有安定腦神經的作用。

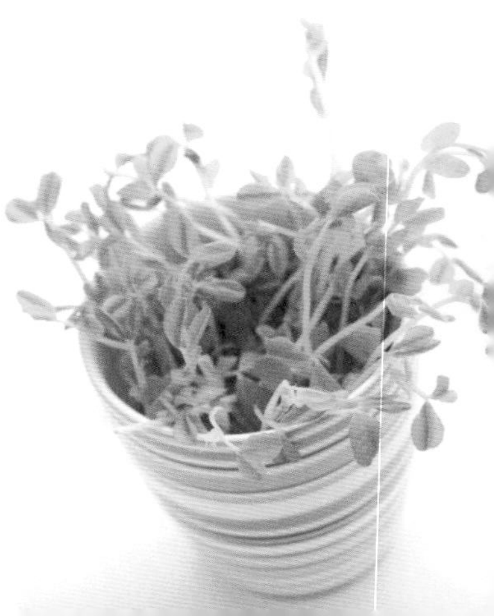

發酵植物　大豆及芝麻的發酵萃取物

大豆皂甘可以降低三酸甘油脂及壞的膽固醇，促進異蛋白分解酵素的活性。芝麻木酚素能增強肝機能、抗氧化。

陸地植物　明日葉

明日葉是種生命力旺盛的植物。「今日採下葉子、明日就能長出新芽」，故稱為「明日葉」，為日本傳統的保健食材。葉裡面有黃色乳汁，是一種非常強的多酚植化素，目前已知有抗潰瘍、抑制胃酸分泌、抗菌（包括幽門桿菌）、抗氧化等作用，與馬鈴薯汁是絕配，可運用於胃潰瘍及幽門桿菌性胃潰瘍（配方請參考26頁）。此外，根據明治藥科大學奧山徹教授的實驗，還發現其中的查爾酮與三帖類，具有抑制皮膚癌、肺癌、大腸癌產生的效果。

陸地植物　咖啡與可可

咖啡與可可有一些共同的特色，早期在中西藥的成品還沒定量定性之前，兩者都被視為百藥之長，廣受愛戴與重視，隨著中西藥品的普及，這兩者才褪去藥物的色彩，被當作嗜好品。因為人們為了口感而將咖啡和可可搭配糖、植物性奶精及奶製品來飲用，所以這兩者後來給人容易導致肥胖、胃食道逆流、失眠等不健康的形象。

◎咖啡所含的咖啡因、綠原酸與葫蘆巴鹼

最近，因為某些相關研究和專書的出現，咖啡的形象有極大的轉變，只要是喝黑咖啡，適量飲用，不搭配反式脂肪類的奶精及糖精，對人體健康反而有諸多益處。

咖啡因對於利尿與紓緩血管擴張型頭痛的效果眾所周知。有關咖啡對人體的益處，以東京農工大學矢之崎一三教授與東京大學藥科博士岡希太郎研究最徹底。他們的研究提出，咖啡所含的綠原酸對防癌與抑制癌細胞的成長皆有功效。咖啡因及葫蘆巴鹼則有助於修復因為帕金森氏症而受損的神經。

◎可可

跟咖啡一樣，可可本身就帶有苦味，聰明的瑞士人就在可可加入糖及牛奶，製成巧克力，成為風行各地的美味點心，現在，巧克力甚至已成為情人節的甜蜜象徵。可可和咖啡一樣，變成嗜好品後，背負了容易導致肥胖的惡劣形象。可可的苦味來自於它所含的大量植化素。大家都知道植化素是植物的防禦機制之一，所以味道及顏色越濃烈的植物，它的抗氧化能力越高。左列是美國農業部的相關資訊——

咖啡的健康形象跟利尿、抑制頭痛、提神、預防肝病及老人痴呆相關；可可的健康形象來自於讓注意力集中、催情、強化血管及心臟。可可常被拿來與紅酒做比較，因為

兩者都含有豐富的抗癌植化素——多酚。可可的多酚含量高於紅酒，又富含鎂，這項礦物質是活化ATP循環的重要輔酵素，對於消耗最多能量分子ATP的大腦而言非常重要，所以可可也有「腦力食物（Brain Food）」的美譽。因此，兩者相較似乎是可可較佔優勢，怪不得現今強調多酚的黑巧克力大為暢銷，而在市售品當中，級數85%的黑巧克力是最健康的。在最近一次的香港自然食品展當中，抗氧化係數高的可可與抗氧化物食材的搭配是目前的潮流。

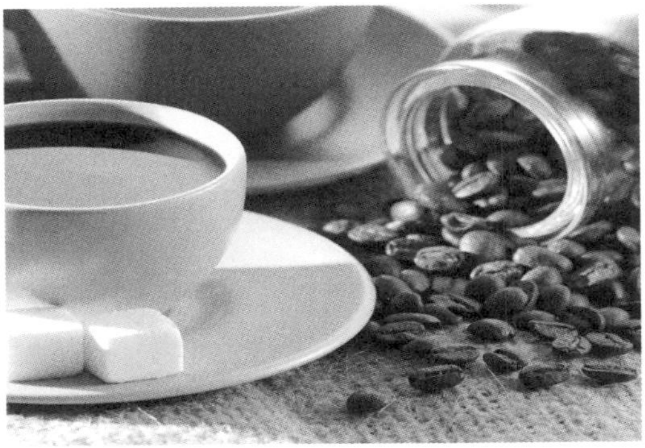

每一百公克的ORAC（氧自由基吸附係數）

黑巧克力 13120
牛奶巧克力 6740
加州蜜棗 5770
葡萄乾 2830
藍莓 2400
黑莓 2036
羽衣甘藍 1770
草莓 1540
菠菜 1260
覆盆子 1220
芽甘藍 980
李子　949
苜蓿芽 930
綠花椰菜 890

◎ 鬱金所含的薑黃素（Curcumin）

薑黃素就是咖哩料理的香辛味與色素的來源。根據名古屋大學研究所教授大澤俊彥的研究結果，含有薑黃素的鬱金因為生長在熱帶，為了抵抗生長環境中強烈的高溫與紫外線，所以演化成極具生命力、含強力抗氧化物的植物。

薑黃素除了是強效的抗氧化物之外，在體內還會分解成強力抗氧化物質四環水解薑黃素，有強力的抗癌效果。此外，薑黃素對於癌症轉移過程中許多重要的因子，例如血管新生因子有顯著的抑制作用，所以時間差療法會在早上投以薑黃素，阻斷癌細胞利用早上休息時間擴散新生血管、補充養分。

鬱金做為養生植物的歷史悠久。例如，傳統的印度、馬來西亞、印尼婦女，就有在皮膚上塗上鬱金製成的香料粉末的習慣，以預防紫外線的傷害或皮膚感染。還有長壽村琉球，當地傳統的鬱金茶，就是他們的長壽祕方之一。

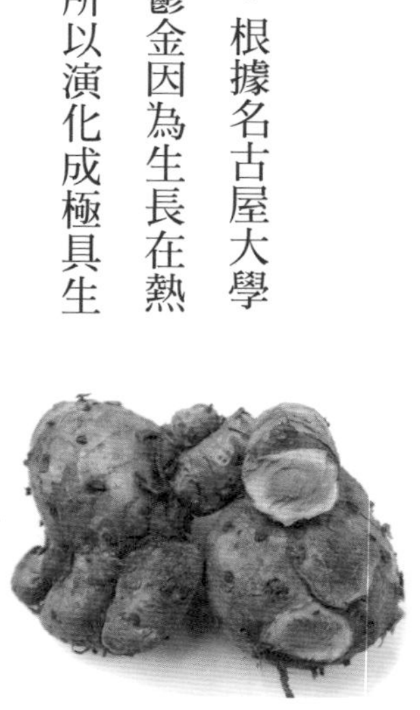

五種根莖汁作為輔酵素　啟動消化酵素和代謝酵素

消化酵素幫助食物完全消化，避免未消化的食物污染腸道。消化未完全的蛋白質被認為是一種過敏原，也是慢性發炎的主要原因。建議除了用餐時細嚼慢嚥之外，還要隨餐服用消化酵素，特別是正在進行癌症三大療法的病患。

消化酵素也含有蛋白質分解酵素，但是力價不夠強，而且種類也不多，作用在小腸，消化蛋白質、脂肪、乳糖等。蛋白質消化速度最慢，因此，常沈澱在腸黏膜或被吸收至血液中。蛋白質分解酵素種類多而且力價強，所以空腹時食用，專門應付上述未完全消化的蛋白質。

我用餐時會搭配一杯一二五CC的布魯士配方根莖汁，做為啟動消化酵素的輔酵素。也建議可以一二五CC的根莖汁吞服消化酵素。

第二章　布魯士配方的神奇效果

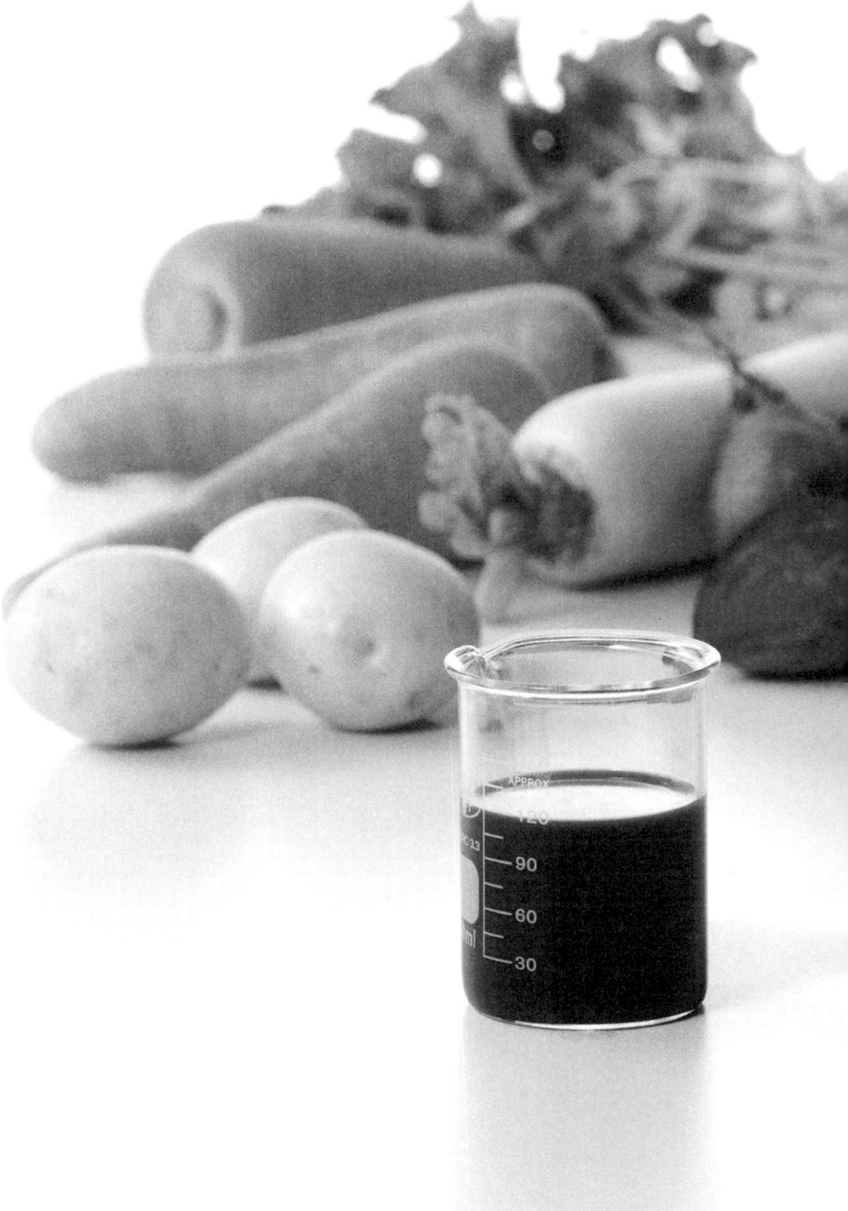

為什麼布魯士配方根莖汁具有手術般的療效？

它是如何增強人體能量與自癒力的呢？

讓我們一窺它的各種功能。

什麼是「不用刀的手術」

不用刀的手術，顧名思義就是不透過開刀、使用某種方法讓人體發揮自癒本能，使疾病自然痊癒，免於手術。廣義的解釋是，當罹患癌症等重大疾病時，因某種原因而不想使用傳統的三大療法，或者是使用三大療法後疾病又再度復發，希望採用不同於傳統醫療的自然療法。

第一次在布魯士的書上看到「不用刀的手術」這句話時相當震撼。**布魯士在書中描述——癌細胞只能依靠固體食物生存，因此，如果在斷食的四十二天裡只喝根莖汁與草本茶，癌細胞便會凋零，但人得以生存。**根莖汁內含豐富的礦物質，實驗證明在癌症發展期間，礦物質在細胞裡的新陳代謝作用會變得失常，適時補充根莖汁的礦物質，能帶來正面的補償效果。**整套根莖汁療法需要三項條件：第一、減去任何蛋白質；第二、平衡所需的礦物質；第三、有效排除毒素。許多並未罹患癌症的人，也可以遵循根莖汁飲**

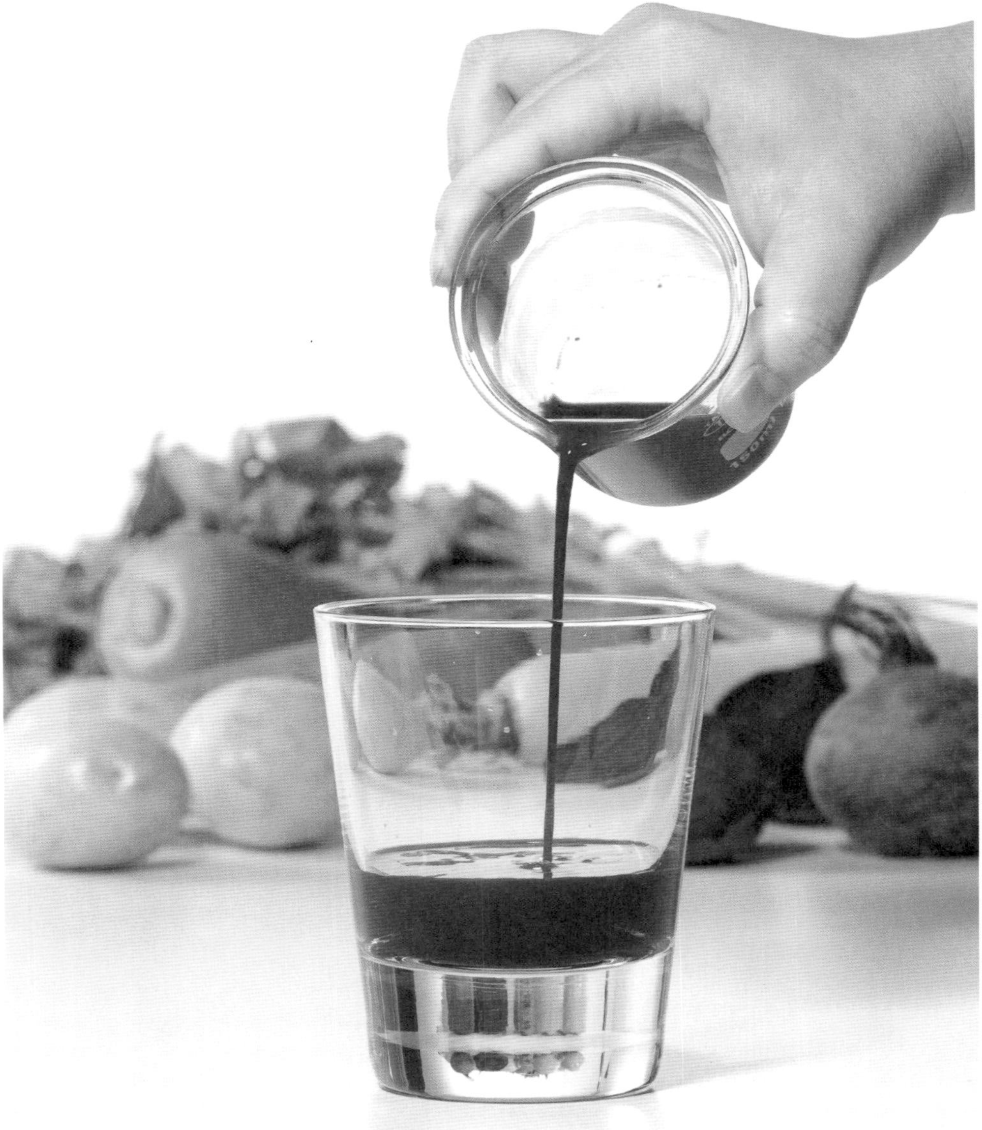

食療法，來預防癌症，或者減肥瘦身。在斷食期間，他們還是可以維持健康，並繼續原來的工作與生活。這證明暫時沒有蛋白質的情況下，人類還是可以繼續生存。

在癌症的發展階段，腫瘤是從體內的蛋白質吸收營養，根莖汁療法原理是，斷食期間停止攝取蛋白質，人體不能沒有蛋白質，因此，紅白血球（含巨噬細胞）只能從體內腫塊、廢物以及腫脹的部位處攝取其所需的蛋白質。

布魯士的癌症整體療法，使用五種根莖汁斷食法，讓許多沒有接受三大療法的患者能夠自癌症等疾病中痊癒。這在當時有許多爭議，布魯士他在八十一歲遭受奧地利當地的傳統醫藥界指控為密醫與詐欺犯，但有許多病患挺身而出聲援、作證，後來獲判無罪。

前幾年，日本癌症名醫濟陽高穗在他的著作中，也提到許多病人採用飲食療法及溫熱療法後自然痊癒的案例。比較有名的是一八六六年德國醫師布希（Bush），發現臉上長瘤的病人因為丹毒而發高燒，退燒後臉上的瘤卻消失了，從此，大家相信癌細胞怕熱。另一個案例是十九世紀末的美國柯利醫師，他以鏈球菌注射到三十八個末期癌症病人體內，誘發病人發熱至四十二度C、二十四～三十六小時，其中有十二位癌症消失，有十九位病情轉為和緩，這種藥物被稱為柯利毒素（Coley's Toxin）。

另一種比較安全的方法是溫熱療法，在日本琉球，有一家極知名的琉球溫熱療養院，就有許多日本癌症病患前去，這些病患有部分是不想接受三大療法，有部分是接受三大療法後再度復發，所以選擇接受溫熱療法。

另外，像自然療法的前輩大師哥森，使用大量的蔬果汁、胰臟萃取物（含消化酵素）、咖啡大腸淨化等方法來治療癌症，這也是一種不用刀的手術。

近年來，日本的免疫專家安保徹及福田稔醫師，提倡自律神經免疫療法搭配漢方以及溫熱療法，濟陽醫師提倡代謝營養學，這些也都屬於不用刀的手術之治療概念。

為什麼布魯士配方根莖汁具有手術般的療效？

上一章，我們提過了五種根莖汁富含植化素、維生素及礦物質，它們各自發揮功能，又具有協同作用，讓體內機能的運作更加協調。其中的關鍵因素，在於能量分子ＡＴＰ。

生物的能量分子ＡＴＰ

就如同汽車汽缸內的汽油，能量分子ＡＴＰ是人體產生動能所需要原料的單位，由三個磷酸根、核糖及腺嘌呤所構成。

人類合成細胞物質、肌肉收縮、神經信息傳遞、組織修復、新陳代謝、解毒、酵素活動及其他多種生理反應都需要消耗能量

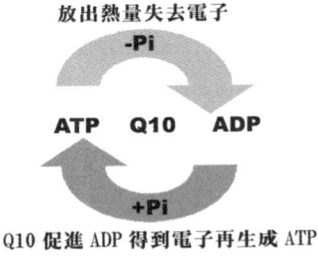

Q10 促進 ADP 得到電子再生成 ATP

分子ＡＴＰ。因此攸關人體生存的器官，例如大腦、心臟及肝臟，便須要有大量且持續的ＡＴＰ不斷灌注、運作及循環再利用。

汽車所需的汽油不足時就得再添加，但人類為自己「添加汽油」的方式不同。**人體中ＡＴＰ的總量只有大約二五〇公克，而每天的活動會消耗掉五〇～七十五公斤的ＡＴＰ能量分子，相當於自己的體重。也就是說，每個能量分子ＡＴＰ都得不斷循環再利用，**再加上ＡＴＰ不能儲存，因為ＡＴＰ合成後必須在短時間內消耗掉。一天要消耗掉相當於自己體重的ＡＴＰ，**體重越高需要的ＡＴＰ更多，合成能量分子更加吃力。**

人體的能量分子ＡＴＰ可以不斷地循環再生，需要Q10、肉鹼、核糖、鎂、B群、氧的催化再生。**ＡＴＰ是經由細胞中的粒線體（人體的發電廠）協同輔酵素Q10所產生，人體內以心臟細胞內的粒線體所含Q10的含量最多，**因為心臟不能休息。

ＡＴＰ能量分子著重開源節流

因為ＡＴＰ不能被儲存，合成後必須在短時間內被消耗，因此，每個ＡＴＰ能量分子每天要被重複利用一〇〇〇～一五〇〇次，但每次的合成再生也都要耗費能量。由此可知，ＡＴＰ的開源節流至為重要。

布魯士配方根莖汁的療效祕方——鈉／鉀幫浦與ATP能量分子

鈉／鉀幫浦（Na+/K+ATP-ase）屬於ATP磷酸水解酶，常見於肌肉和神經細胞。細胞內外充滿著各種游離的金屬離子，當離子過多或過少時，都會造成細胞內外電荷不平衡，使細胞功能失常，甚至造成細胞中毒死亡。

一般細胞內鉀離子較多，外側則是鈉離子較多，並且以一定濃度比例維持著平衡。細胞內液含有鉀離子一四〇～一四五毫當量（meq），鈉則是五～一〇毫當量；反之，細胞外液的鈉含量約有一四〇毫當量，鉀則只有四～五毫當量。物質會從濃度高的地方，往濃度低的地方流動，因此平時鉀離子會往細胞外出去，而鈉離子會流往細胞內。假設細胞外鉀離子濃度超過六毫當量，心臟就會停止跳動，可見這樣的平衡非常重要。

為避免電解質的平衡崩潰，身體必須使用強大的能量，將細胞外的鉀離子強迫送入細胞而將鈉離子排至細胞外。也就是正常細胞內液鉀濃度高，細胞外液鈉濃度高。常態下物質會從濃度高處往濃度低處流動，但當細胞內外電解質的平衡被破壞時，細胞便無法正常運作。因此身體必須使用強大的能量，來將鉀離子留在細胞內，把鈉離子擋在細胞外。這種違反自然原理的物質運送，需要不斷投入能量才能達成，這就叫做物質的

「動能傳送」。而動能傳送所需要的能量，就是檸檬酸循環所生產的ATP。

近來學者才明白，檸檬酸循環如果沒有順暢的運作，使得ATP不足，就會破壞細胞內外礦物質的平衡，而引發癌症。

鈉、鉀、鈣、鎂離子是體內最重要且最多的金屬離子。鈉／鉀幫浦就是細胞膜上，需要使用大量能量（ATP），將細胞內多餘的鈉離子「打」出去，同時將細胞外鉀離子「引」進來，以維持細胞內外離子平衡的「幫浦（pump）」，這就像抽水馬達或冷氣一樣，必須要消耗電力，鈉／鉀幫浦在細胞膜上的運作非常消耗能量（ATP）！

一九五三年，英國醫學博士克雷布斯（Sir Hans Krebs）發表了一篇學術論文「檸檬酸循環（或稱克氏循環）」，在當年獲得諾貝爾獎的殊榮。這項研究主要是著重在將食物分子轉變成能量的過程。另一個與能量相關的理論，是ATP能量分子運作機制的發現。鈉／鉀幫浦的結構及功能，在一九五七年到一九八〇年間才逐漸被釐清。

ATP的發現經過

1 一九五七年Skou首次尋找分解ATP的酵素，而且證明此酵素與鈉鉀離子進出細胞的功能有關。

2 一九六〇年代初Boyer提出ATP-ase模型的結構，他主要以同位素技術查明ATP合

檸檬酸循環圖

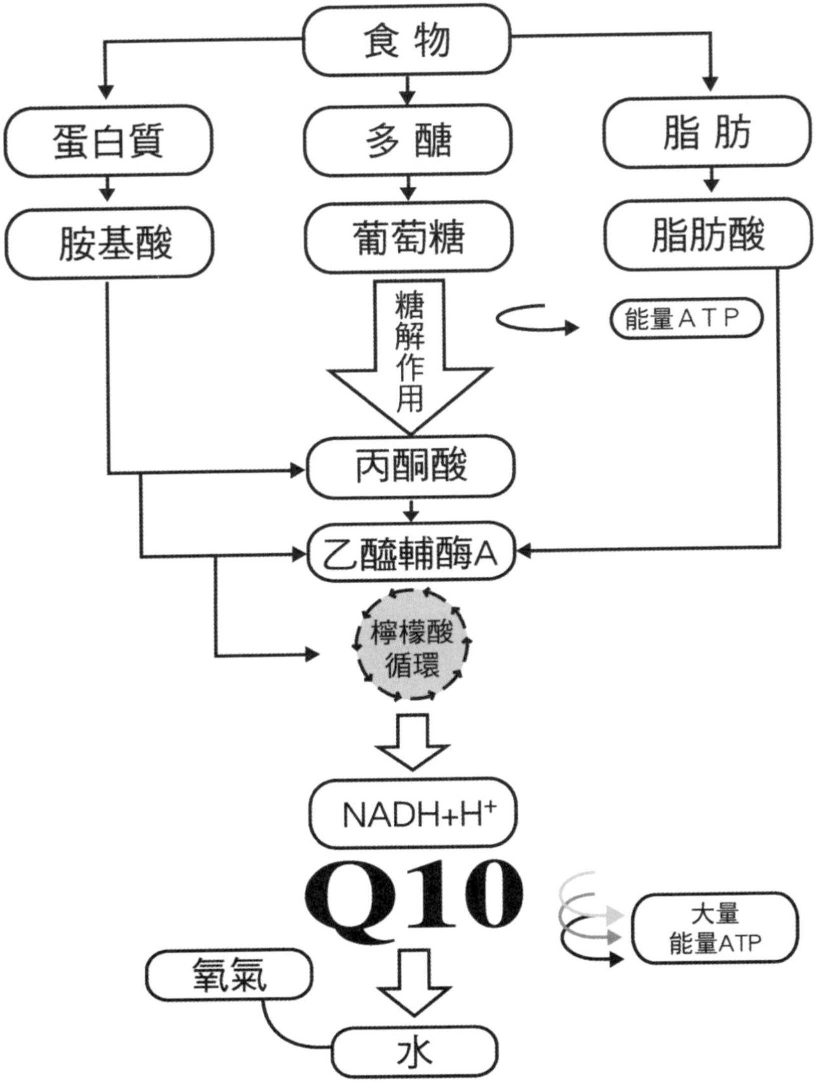
食物
蛋白質
多醣
脂肪
胺基酸
葡萄糖
脂肪酸
糖解作用
能量ATP
丙酮酸
乙醯輔酶A
檸檬酸循環
NADH+H+
Q10
大量能量ATP
氧氣
水

成酶功能，尤其是怎樣合成新ATP。

3一九八〇年代初Walker以X光譜研究ATP合成的三級結構，證明了Boyer的理論，以牛心臟的粒線體中的ATPase做X光譜繞射實驗。

因此，我們可以得知早在學界發現檸檬酸循環、學者了解細胞膜上有鈉／鉀幫浦的存在及其功能之前，布魯士所使用的五種根莖汁斷食法節省鈉／鉀幫浦所消耗的ATP，就已經蘊含這些相關的原理。

隨著學界陸續對鈉／鉀幫浦結構及功能的新發現，新谷醫師及其他自然療法專家也開始探究鈉與鉀離子平衡對細胞的重要性，並且，回溯發現布魯士配方根莖汁對治療癌症有效，似乎與根莖汁配方**中高鉀低鈉的黃金比例（九：一）有密切相關**。

人體大腦、心臟、肝臟的運作，以及新陳代謝、自癒、活化酵素等都需要消耗ATP能量分子。

1929年	德國化學家羅曼（K. Lohmann）發現 能量分子ATP
1939~41年	Lipmann證實 ATP 是細胞生化能量運儲者(1953年諾貝爾生醫獎得主)
1940s~50s	已知粒線體及葉綠體有大量的 ATP 形成
1948年	Todd化學合成 ATP　(1957年諾貝爾化學獎得主)
1957年	Skou首次尋找分解 ATP 的酵素，而且證明此酵素與鈉鉀離子進出細胞的功能有關
1960年	Racker從粒線體中分離出合成ATP 的酵素
1961年	Mitchell提化學滲透假說 (1978年諾貝爾化學獎得主)
1960s初	Boyer提出ATP-ase模型的結構
1973年	發現ATPase的功能
1980s初	Walker以 X 光譜研究ATP 合成(ATP synthase) 的三級結構，證明了Boyer的理論

布魯士配方對防癌抗癌的功效

有關癌細胞的形成，醫學界還沒完全解開原因，但是任何人體內都有癌細胞的潛在因子，會因某種原因而啟動，這是不爭的事實。自然療法學者偏重的觀點是，因細胞缺氧導致檸檬酸循環不良是致癌主要的原因。

◎細胞缺氧→檸檬酸循環不良→阻塞→細胞變異

這種變異的細胞往往未成熟就分裂，沒有自己凋亡的機制，因此一旦分裂就無法停止而形成腫瘤，並擠壓正常的細胞，導致後者也因缺氧阻塞而變異，不停的惡性循環下，終至不可收拾。

癌細胞也需要ATP，但是因為癌細胞內部缺氧，因此葡萄糖的使用效率極差，幾乎只限於每一分子葡萄糖糖解作用所得到的兩個ATP。

癌細胞在缺乏ATP的情況下，只好不斷的延伸新生血管，搶奪正常細胞的養分。所以布魯士的斷食療法，每天只飲用五〇〇CC的根莖汁，

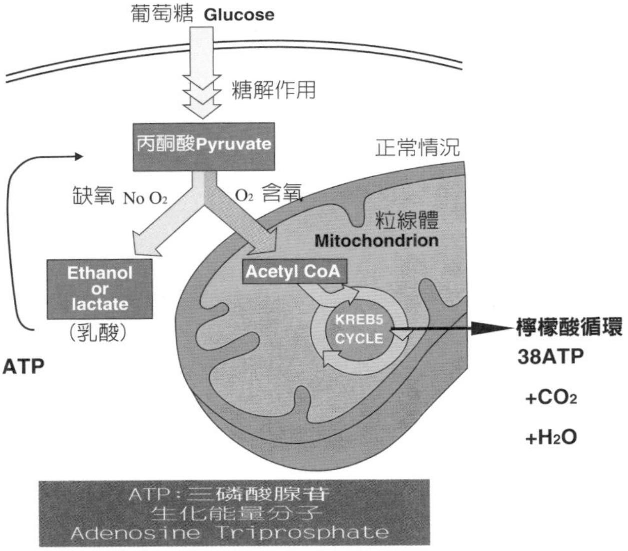

有限的糖分只提供最需要糖分的大腦及維持正常的血糖值，癌細胞因得不到糖分而凋零（不用刀的手術），許多學者指控過多的糖分不但造成酸性體質，而且滋養癌細胞，就是這個道理，因此限制鹽之外，也應該限制糖分。

如上頁圖示：**葡萄糖如果沒有進入檸檬酸循環（在缺氧情況下），就會循另一個管道形成乳酸，這是酸性體質形成的最大原因，也是劇烈運動或血液循環不良時，肌肉僵硬酸痛的主因。因為累積的乳酸會與肌肉中的蛋白質結合，堆積在體內，一時無法排除就會造成疼痛**。

人體能量的來源以葡萄糖的燃燒優先，再來才是脂肪，不得已時才會燃燒蛋白質，葡萄糖與脂肪燃燒後產生水與二氧化碳，很容易排泄掉，不會製造污染的殘留物，蛋白質分解後的殘留物最不好，例如氨、尿酸、尿素等，斷食後通常體重會減少，也就是如果斷食運用得當，不但能淨化身體，也能瘦身。

布魯士利用根莖汁斷食的做法，以現代科學觀點看來，就是以五種有機根莖汁，依一定比例調和成完美的高鉀低鈉（九：一）的根莖汁，讓細胞能自然地維持內外的鈉、鉀平衡，而使得體內細胞不需消耗大量ＡＴＰ來排出細胞內過高的鈉離子。如此便能節省許多用於鈉／鉀幫浦的ＡＴＰ，並且將ＡＴＰ利用於細胞的修復，因此可以幫助變異的細胞（例如癌細胞）新陳代謝的正常化，使其縮小，甚至消失。

癌症食療法最偉大的前輩哥森醫師，他的食療法，最中心的理論及實踐就是禁鹽與喝大量的蔬果汁。**因為現代人重口味的飲食而破壞了正常細胞的鈉／鉀平衡，使細胞內積水，亦即為哥森所稱的細胞便祕，導致細胞代謝發生了異常，浪費許多鈉／鉀幫浦，細胞開始產生變異，甚至癌化。**

日本消化道外科名醫濟陽高穗醫師，參考哥森的禁鹽療法，經歷十多年的追蹤調查，**以公正客觀的角度，分析癌症的形成與鹽分攝取過量（造成礦物質不平衡）及ATP形成過程發生障礙（熱量攝取固然重要，但ATP活化才是真正關鍵）有關**，因此建議癌症患者從天然食物中得到人體需要的鹽分，而飲食不需額外加鹽，也就是無鹽飲食，這其實就是低鈉高鉀的飲食法。濟陽醫師也相信，當細胞內外礦物質不平衡，尤其是鈉離子與鉀離子，是引起癌症的主要原因之一。

濟陽醫師的書中也提到日本富山醫藥大學所做的研究，發現大腸癌的患者其體內鈉／鉀幫浦的活性約比一般人低二〇％。在書中，濟陽醫師不斷重複提及ATP對細胞正常運作的重要性，這樣的觀點與哥森醫師食療法的論點完全不謀而合：**禁鹽、喝大量的蔬果汁，以節省用於鈉／鉀幫浦的ATP，並且將ATP利用於細胞的修復。**濟陽醫師所建議的癌症食療法，追隨哥森醫師限鹽的概念，在治療癌症患者的前六個月，嚴格限制鹽分的攝取。

新谷弘實醫師近年來也不斷強調細胞排毒的重要，細胞膜上的通道要暢通，不能阻塞，因為細胞阻塞會造成毒素無法排除，導致細胞的癌化，並且使檸檬酸循環發生障礙，ATP無法順利生成，因此無法有足夠能量進行細胞的新陳代謝，惡性循環之下，便加速了細胞老化或癌化，因此，新谷醫師強調，要讓細胞恢復年輕，一定要讓細胞的排毒作用能順利進行，而其重點就在ATP要能順利產生，細胞膜上不能有廢物阻塞。

其他如石原結實醫師及推廣排肝膽結石的安德烈．莫瑞茲醫師，也都在其著作的書中，強調細胞阻塞將造成ATP的產生受阻，進而影響整體的健康狀態包括肝臟或膽囊，所以要淨化細胞，恢復健康活力，常保青春，最重要的就是讓細胞代謝排毒能正常化，減少ATP在鈉／鉀幫浦上的消耗，並將順利製造出來的ATP用來修復細胞，清除毒素。

鈉／鉀幫浦的結構及功能在一九五七年到一九八〇年間才逐漸被釐清，因此在布魯士利用有機根莖汁治療病患的那個年代，並不知道細胞有鈉／鉀幫浦的存在及其功能，隨著鈉／鉀幫浦的結構及功能的被發現，新谷醫師及其他自然療法專家也開始探究鈉與鉀離子的平衡對細胞的重要性，並回溯發現布魯士根莖汁可以治療癌症的原因，似乎與高鉀低鈉的黃金比例（九：一）有密切相關！

在布魯士根莖汁斷食的期間，將蛋白質的來源歸零，讓白紅血球（含巨噬細胞）吞食體內不必要的蛋白質，包括癌細胞。讓這些蛋白質進入檸檬酸迴路，產生能量（ＡＴＰ），因此在斷食的這段時間內，人不會餓死，但癌細胞會餓死。這就是布魯士所謂的「不用開刀的手術」。

實際上一九五〇年代，布魯士讓他的病人接受根莖汁斷食，此斷食療法不但能清除代謝廢物，同時也清除細胞膜上蛋白質過量的累積。因為過量的蛋白質會讓細胞窒息（無法呼吸）而無法產生正常的氧化作用，並使ＡＴＰ的生成產生障礙。

甚至有人問我，斷食期間只喝根莖汁，會不會因血糖過低而整天昏沉沉沒力氣工作呢？

其實只喝布魯士配方根莖汁不會讓你體力不支無法工作，因為五種根菜裡的甜菜根及胡蘿蔔裡面的天然糖分，就足夠供給大腦糖分及維持正常的血糖值，它能給你基本的體力，但不會給癌細胞任何養分，這是布魯士配方根莖汁療法的重點之一。

第四章　從熱量營養學到代謝營養學

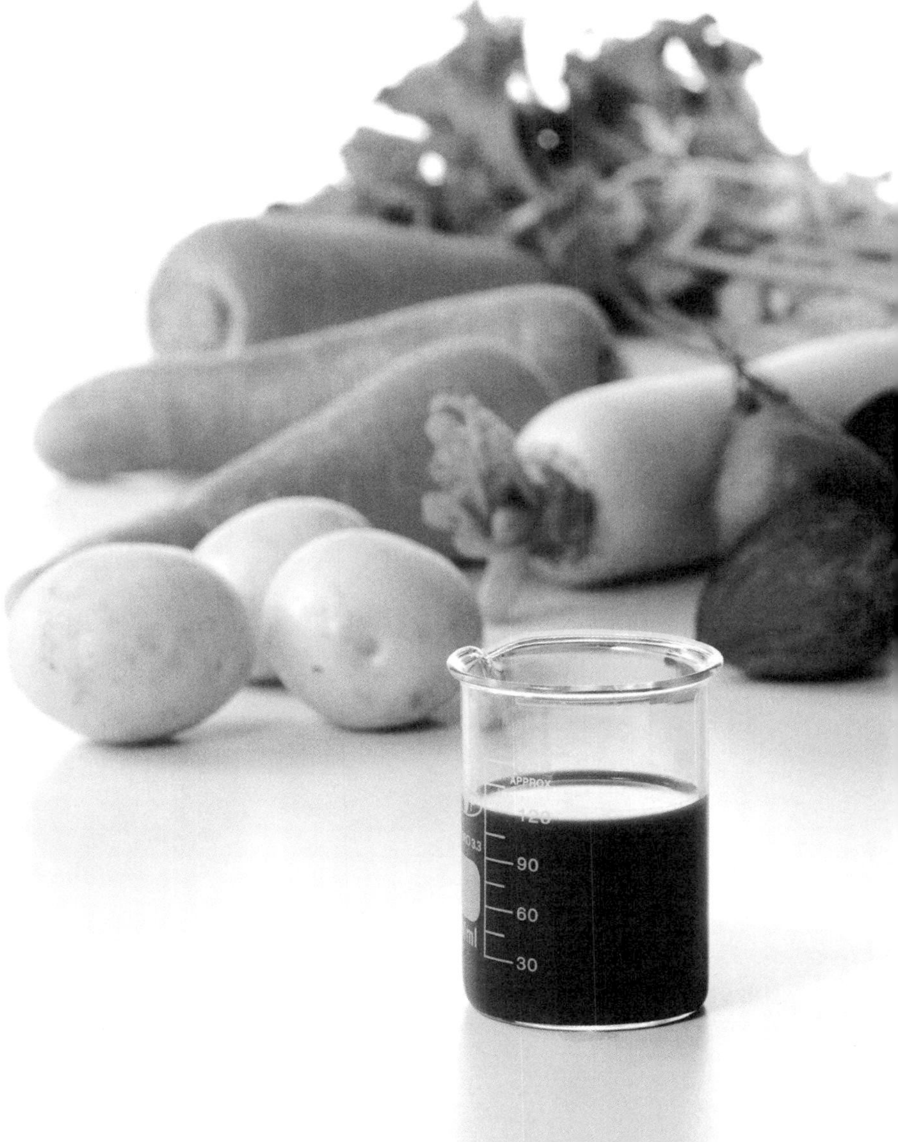

除了關心食物的熱量之外，更應該注意熱量營養素在體內是否代謝完全。

代謝障礙才是身體失調真正原因，想要遠離疾病就從飲食生活開始吧。

代謝營養學——代謝障礙引起生活習慣病

哥森醫師曾說，癌症是代謝障礙引起。廣義的解釋是，生活習慣病大部分起因於代謝障礙，傳統營養學著重於三大巨量營養素的卡路里／公克，消費者看到食品的營養標示如下——

每一○○毫升

熱量六十五・三大卡

蛋白質三・三公克

脂肪三・七公克

碳水化合物四・七公克

鈉四十一・六毫克……

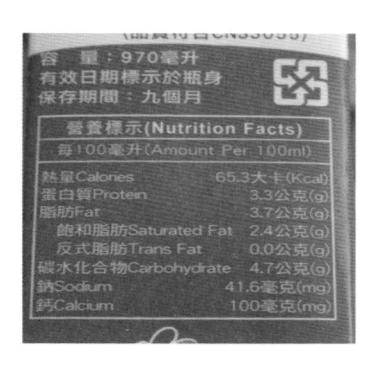

從資訊看來一點都不切身相關，消費者其實掌握不到重點，這樣的標示對他們的健康並沒有實質的幫助。濟陽醫師在他的《濟陽式癌症飲食法》中不停強調，三大巨營養素要重質不重量，且最在乎它們代謝後是否被完全利用或者製造太多有毒的殘留物。

他建議攝取維生素、礦物質與植化素的量要足夠，因此，在他的八大飲食原則中，建議每天飲用一〇〇〇～一五〇〇CC的有機蔬果汁，維生素與礦物質扮演著輔酵素和輔因子的角色，**植化素不但能活化免疫機能，且能中和營養代謝後所產生的自由基。（在檸檬酸迴路中，維生素、Q10、礦物質和鎂扮演非常重要的催化作用，植化素則能中和檸檬酸迴路所產生的自由基。）**

而我個人的用餐習慣，喜歡用溫熱的布魯士代替湯品，搭配Q10及消化酵素，就是受到濟陽醫師強調的代謝營養學理論之啟發。

生活習慣病如何積累

新陳代謝症候群、癌症等生活習慣病（慢性病），絕非一朝一夕就產生，其發展的流程我歸納如下頁所示——

每天累積不健康的飲食與作息習慣
↓
不知不覺累積病因
↓
亞健康（灰色地帶）：可能體檢數據還算正常，尚未出現紅字。
↓
出現症狀後，有些病情已經相當嚴重。例如許多癌症發現時已經是中、末期階段。

三大巨營養素代謝後是否被完全利用，將嚴重影響身體狀態。以下進程是需要注意的地方。

1. 食物的巨量營養素（蛋白質、脂質、醣類）↓有沒有完全消化？↓未完全消化的食物殘渣製造腸道污染及垃圾，亦造成壞菌繁殖過多及毒素滋生↓隨著門靜脈到肝臟解毒，造成肝臟的負擔

2. 營養分↓進入血液↓有沒有被完全利用？

★蛋白質↓過多的動物性蛋白質：為癌症的成因之一，濟陽或新谷的著作中，及《救命飲食（The China Study）》當中，皆一再強調這個觀念，安德烈的《排肝膽結石

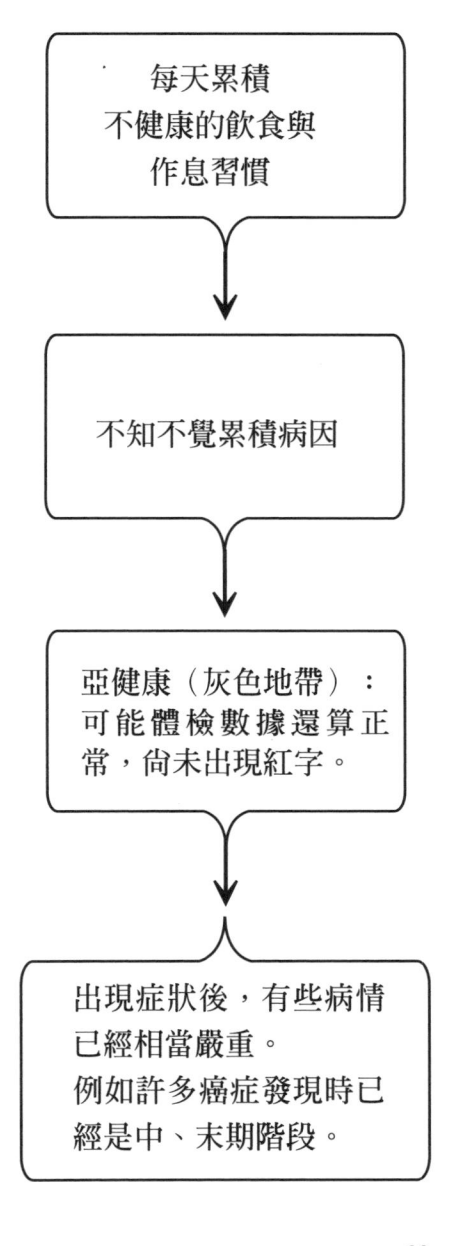

法》甚至提到，過多的蛋白質會沈澱在血管壁基層，也是動脈硬化的成因之一。

★蛋白質↓劣質蛋白質↓劣質胺基酸：新谷醫師強調，不是所有的蛋白質都能分解成胺基酸製造酵素，因此蛋白質的品質很重要，以燒烤、油炸等高溫烹調方式的蛋白質為最劣等。

有一些腸漏症的人的小腸無法控制沒有完全消化的蛋白質進入血液，這些蛋白質便形成過敏原，經常引起慢性發炎、過敏、氣喘與頭痛。

此三大巨量營養素，以蛋白質代謝後的殘留物最容易製造血液內的污染，像是氨、嘌呤（即引起痛風的尿酸成分）等。

★反式脂肪（氫化油）：會隨著血液在體內到處流竄堆積，包圍著細胞膜或內臟，引起細胞缺氧阻塞，或造成內臟脂肪過多，為巴德維博士（世界知名的德籍醫師及生化學家）最痛恨的脂肪，她認為反式脂肪是引起癌症的禍首之一。

★脂肪↓進入血液↓未能進入細胞的粒線體（以進行ATP迴路產生能量分子）：脂肪會沈澱在血管壁或內臟，為動脈硬化、內臟脂肪過多及肥胖的重要因素。

（註：建議服用左旋肉鹼L-Carnitine，可以促進脂肪進入細胞）

★葡萄糖→胰島素不足或遲鈍（不能與細胞的受體感應）→未能進入細胞的粒線體以進行檸檬酸迴路產生能量分子→血液泡在糖水中→引起糖尿病與相關的併發症（註：糖尿病患者必須攝取完整穀類，並控制攝取量，搭配蔬菜纖維，細嚼慢嚥，並且適當運動，讓血糖恆定，不要永遠靠藥物控制。有許多糖尿病患憑恃著有藥物當靠山，並沒有做好飲食控制。）

★鈉→細胞內的鈉太多→水分滯留→細胞便祕（哥森醫師的形容），為了讓細胞內的鈉／鉀比例回復正常，鈉／鉀幫浦不得不一直運轉，而浪費許多能量分子ATP，濟陽醫師沿襲哥森的理論，他將限鹽列為癌症八大飲食原則中最重要的步驟。他們認為細胞便祕是引起癌症的重要原因。

蛋白質的迷思

三大巨量營養素當中，以蛋白質的爭議性最多，二十世紀初，許多營養學家因為蛋白質會促進肌肉生

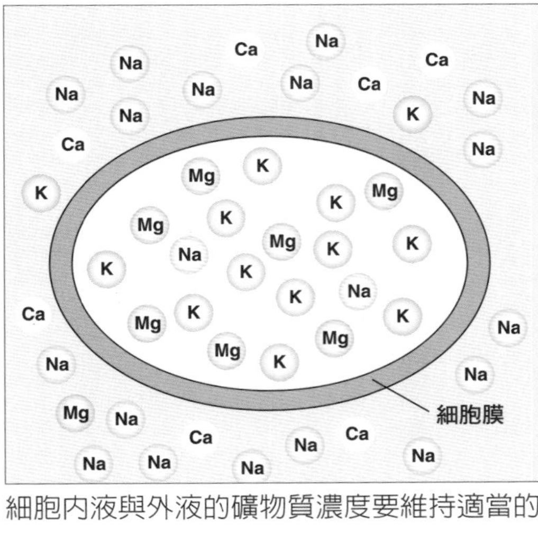
鈉與鉀，
鈣與鎂，
互相有拮抗的作用。
Na — 鈉
K — 鉀
Mg — 鎂
Ca — 鈣

細胞內液與外液的礦物質濃度要維持適當的平衡

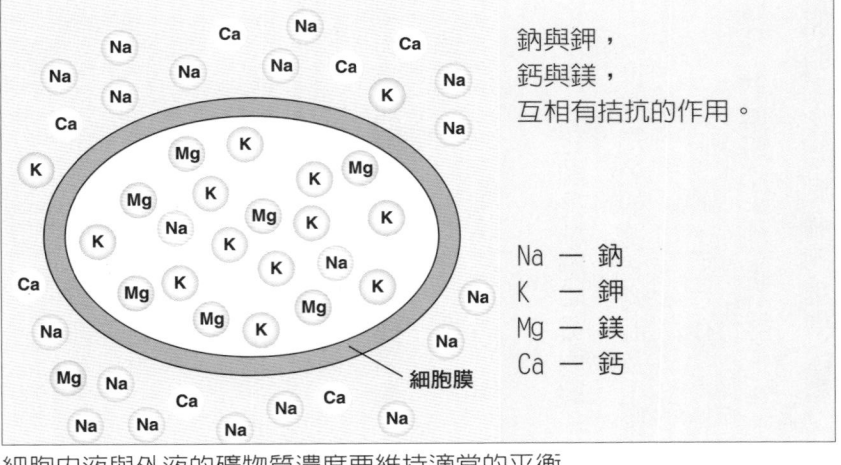

長，所以過分強調蛋白質的重要性。

記得從就讀醫學院開始，我就不斷接受「蛋白質是寶」的教育，有時口渴到便利商店買鮮奶當飲料，也是認定鮮奶中有許多優質蛋白質，記得當年頸椎因骨質增生而開刀住院時，也麻煩我的黃姓友人買生魚片來補充蛋白質，或者買高蛋白質補充品。

沒有錯，蛋白質是寶。因為舉凡人體的酵素，荷爾蒙，紅白血球，神經組織，細胞的結構等都是由蛋白質分解成胺基酸，再重新排列組合而組成的。

但是，蛋白質也是垃圾，二十一世紀以來，蛋白質被認為是疑難雜症，特別是癌症的始作俑者，因此，蛋白質的優勢被打落谷底。然而，許多醫師或醫院的營養師，還是建議癌症病人要多吃肉，牛肉湯是經常被推薦的補給，讓許多病人哭笑不得。

我在諮詢癌症病患時，發現這類的案例最多，因此，常以蛋白質的迷思做為上課時的話題，蛋白質是寶貝也是垃圾，這是最近最熱門的話題，許多名醫，像是新谷、濟陽、安德烈、坎貝爾等人，都紛紛著書闡述這些論點。過去，大家都以為膽固醇是動脈硬化的主因，在安德烈的《排肝膽結石》一書當中，作者認為**過剩與未消化的蛋白質會沈澱並積存在血管壁，才是動脈硬化的主要原因。**（註：**記得做血液檢測時，要檢查同半胱胺酸Homocysteine，這是一種心血管疾病的危險因子。**）

專欄

外食族症候群

最近有幸與謝明哲教授一同拜訪中山大學國際學術交流中心，洽談養生營的合作案，三天兩夜的行程十分緊湊，飲食作息完全脫節，連我平常不便祕的人都因為不規律的作息而便祕，隨身又沒有攜帶大腸淨化的工具，靈機一動，就到藥房購買便祕患者用的甘油球使用，不到一分鐘大腸就蠕動產生便意，但是排便量不多，大概只有直腸那一小段的排泄物而已。

我這才恍然大悟，這種快速見效的解決方法應該是上班族的最愛吧。

上完廁所後著實有些罪惡感，突然又想到關於便意隨時會消失的話題。有一次，在進行大腸淨化時，已經快結束時，突然來了一通國際電話，談了約十分鐘，居然讓我忘卻淨化過程已經結束很久，才匆匆忙忙去上廁所，但完全沒有平日的成就感。

於是這個「便意隨時會消失」的插曲是我授課的題材之一，**大腸的蠕動是由副交感神經所主導，當交感神經主導時（專心聽電話時），大腸的蠕動就會消失，這就很自然的解釋生活節奏緊湊的現代人便意常會突然消失的原因，何時會再產生便意就不得而知了，這也是現代人最大的無奈之一。**

身體的生理功能完全由自律神經控制，它分成兩套系統，交感神經與副交感神經。交感神經就像是車輛的油門一樣，當我們感受壓力、危險時，交感神經就會「加油門」——身體就會啟動相關必要的機能，例如：心跳加速、血壓上升、呼吸變急促、體溫增高，讓人體保持警覺、提高專注力，達到可以積極應變的狀態。副交感神經則有如車輛的煞車，負責抑制身體，讓人體鬆弛休息、保存體力、促進消化、睡眠啟動等。

白天各種機能的「啟動」靠自律神經的神經元活動，這時會耗損大量的ATP能量分子。人體中耗費ATP最多的器官是心臟，其次是大腦，再來就是自律神經神經元的運作。**到了晚上，是身體休息的時候，不論是活動或各項組織的運作都趨於緩慢，當然，所需要的ATP就不像白天那麼多。**

然而，現代人的作息已不再遵循這規律，就連晚上也有一堆活動，身體不得休息，ATP持續耗損，因此，現代人普遍有ATP嚴重不足的問題。

影響ATP耗損的另一個重大原因，是現代人的外食習慣。外食機會越多，就會攝取越多重口味、鈉含量高的飲食。為了維持人體細胞內外的鈉、鉀離子平衡，鈉／鉀幫浦就要不斷加班把鈉離子排出細胞外，這也代表要消耗更大量的ATP。

前述外食族兩大消耗ATP的主因，為引起生活習慣病的主要原因，所以我習慣稱之為外食族症候群。建議外食族至少每天喝一杯一二五CC的布魯士根莖汁，以減少ATP的耗損。

第五章　自然法則養生法

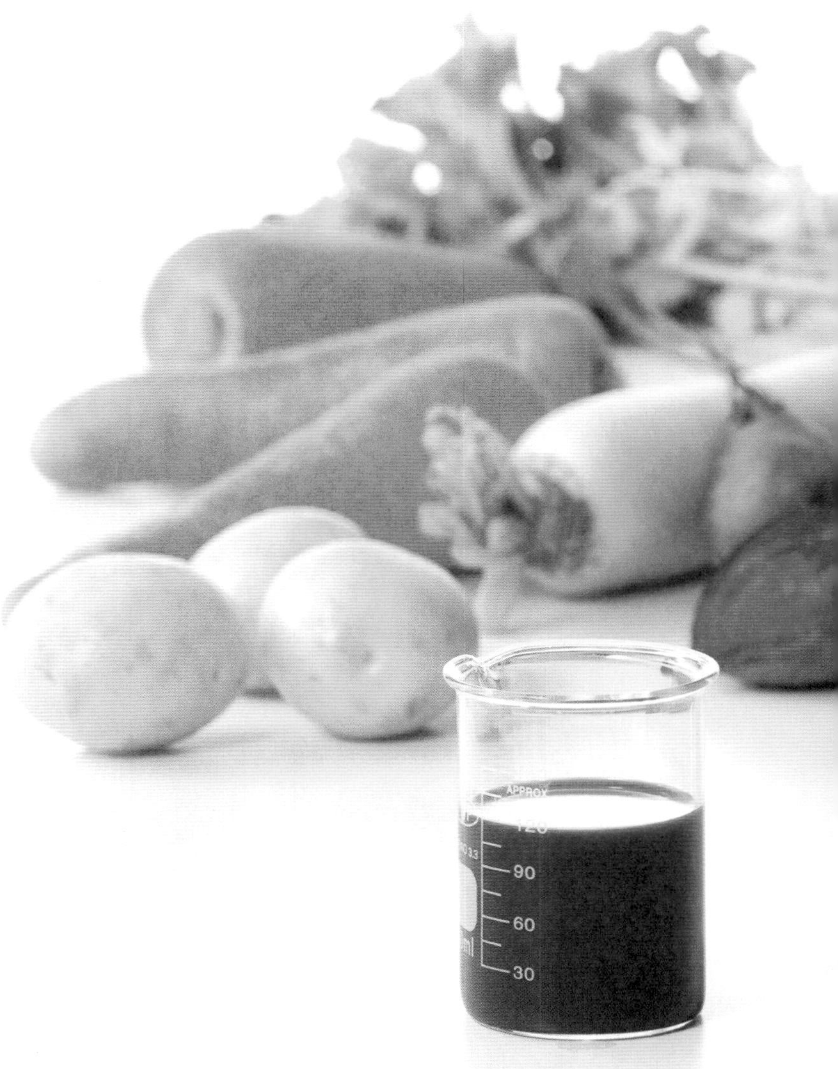

之前提到過，飲食等日常生活細節如何影響我們的健康狀態，在這裡，將介紹更細微的養生法則，供讀者做平日生活作息的參考。

遵照自然規律及循環的養生法

大自然的運行及人體的生理時鐘都有一個不變的規律，現代人的生活作息及飲食習慣，都太偏離這個規律，因此百病叢生。自然法則養生法就是遵循這個運行模式，配合布魯士配方根莖汁療法，效果最佳。

一、天人合一

人與宇宙是互動的，古人將人比喻為另一個小宇宙。宇宙裡的次序是有規律的循環。因此，古人提出「天人合一」的概念，順應天地規律，例如日夜作息不能顛倒。白天人體是由交感神經所主導，為活動的時間，晚上則是副交感神經主導人體，為休息的時間。

春夏秋冬，按照自然的節氣，夏冬的天氣比較嚴酷，所以夏天不要吃太冰涼的食物，冬天要保暖，吃些暖性的食物，切忌手腳冰冷。春秋的天氣則比較溫和，是排毒的好時節。

二、身土不二

中西的哲學思考中，都有「塵歸塵，土歸土」的觀念，人無法離開土地生存。日本的粗食派學者，認為向地心生長的植物為陽性食物，朝太陽向上生長的植物為陰性食物，布魯士的五種根莖汁為陽性食物，適合身體虛弱或者患病者飲用，是種可以提供能量的根莖汁（一般稱作「歐式精力湯」）。多吃些來自大地的食物，保持食物的完整，避免過度精製及加工。

我仔細觀察布魯士配方的五種根菜的栽種方法，非常欣賞歐洲當地有機農場的作法，他們將搾汁後的根莖殘渣當做有機肥，回歸土地，落實了身土不二的哲學。我堅信我們應該攝取這類食物，才會讓我們更健康。

三、海水是大地的母親

我認為，母親的羊水中的礦物質比例最接近海水，所以他們說，海水是大地的母親。因此，在海洋中生長的食物，是最佳的食物。多吃點像是海鹽、海鎂、魚貝類及海藻這種來自海洋的食物，對身體有絕大助益。

四、陽光、空氣與水

德國巴德維博士（Johanna Budwig）的陽光療法，建議癌症病人要經常曬太陽及呼吸新鮮的空氣，並且服食有機亞麻仁油，亞麻仁油所含的Omega3 不飽和脂肪酸含有豐富的電子群，能與陽光的電子互動。她建議，亞麻仁油要與自製優格或健康的鄉村起司一起食用，讓Omega3 脂肪酸與後二者所含的硫系蛋白質形成

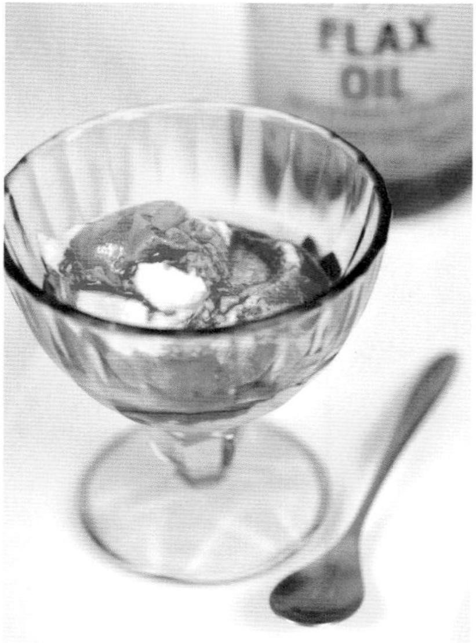

容易消化吸收的脂蛋白。我的習慣是，會加一點布魯士配方的根莖汁，攪拌後食用，這就是所謂的「巴德維早餐」。選擇飲水時，建議飲用飲水機過濾過的生水，目前市面上已有很多品質好的飲水機供選擇。

五、人體的生理時鐘

人體的運作通常按照以下固定的時程進行——

早上　四時～十二時　排泄時間

中午　十二時～二十時　攝取消化時間

晚上　二十時～四時　吸收利用時間

人體生理時鐘中最重要的階段是早上四點至中午十二點的排泄時間，我提供個人的經驗供讀者參考。

我起床時間為早上五點至五點半，習慣上會在床頭放瓶五〇〇CC的海洋深層水，起床後先喝下一五〇CC，剩下的三五〇CC再加一包纖維、竹炭微粒、一〇〇CC有機蔬果汁、五〇CC發酵高麗菜汁及五CC海鎂，搖晃後靜置十分鐘，讓纖維與水分充分融合，然後在陽台上，一面呼吸新鮮空氣一面慢慢喝完。喝完後在外面散步半小時，回家後泡溫水澡，這時會覺得肚子有點餓，想吃早餐。

早餐一般食用水果優格，或者三合一芽菜加兩種水果做成沙拉。沙拉上的淋醬，為一顆葡萄柚榨汁，再加上少許蘋果醋及亞麻仁油，若是覺得有點寒冷，就會再加上一碗黑糖薑紅茶或五〇度C溫熱的布魯士根菜汁。

我習慣每天在陽台上閱讀一小時，約在七點半至八點之間會感覺有點便意，就去上廁所。便便前後會做腹式按摩，以促進排泄更完全，半小時後，趁腸子還在蠕動時做咖啡大腸淨化。我之所以會迷上咖啡大腸淨化，是因為咖啡大腸淨化後還會排出許多廢物，可見光是上廁所頂多只是排泄掉直腸附近的廢物，無法深入到S結腸附近（大腸癌多發生在直腸與S結腸處）。

六、足量纖維、益生菌、好水

纖維：大腸淨化的必備要素

外食盛行的現代飲食習慣，使人們纖維的攝取量明顯不足，因此便祕腹脹的人特別多，也使大腸癌的罹患人數逐年攀升。其實，纖維的目的與作用並非只限於幫助排便，還能吸附腸內的毒素，杜絕毒素隨著門靜脈進入肝臟，造成肝臟的負擔。大部分大腸癌的病例，常常會演變成肝癌，就是這個道理。因此，纖維在解毒與排毒，即大腸淨化上扮重要的角色。

纖維的種類很多，有單方及複方，效果都不錯。我的經驗裡，含有可溶性纖維、不可溶性纖維、明日葉粉、數十種草本精華及種子粉的複方纖維效果最好。我因為下背部脊椎動過手術，所以腹部肌肉的強度不足，比較容易便祕，因此每日都有進行大腸淨化，對纖維使用方法特別有心得。

很多人抱怨說喝纖維無法改善便祕，甚至會腹脹不適。我發現他們喝纖維的方法錯誤。一般人喝纖維的習慣是，稍微攪拌一下就一口灌下，結果，剛剛所喝下的纖維，在腸胃道內發揮不了效用。因為水份流動速度較纖維快，如果將腸道比喻為跑道，那麼，水就是跑在前頭，纖維落後水份一大截，卡在腸道上，造成腹脹。

正確的飲用法，是將纖維浸泡在四〇〇～五〇〇CC的飲水中，搖晃後靜置十分鐘，讓水與纖維充分融合，成為潤滑的粥狀液，這樣飲用才能讓纖維在腸道發揮效用。

益生菌：維持腸內菌叢的平衡

近年來，益生菌的觀念已從強調活菌數，變成益生菌的發酵物多寡，隨著不同的培養基而有不同的效果訴求。

對於益生菌有三大參考標準，**第一，菌體及發酵物的量要多**，因為發揮功能的主要是菌體及發酵物，並非生菌本身。發酵物隨著菌種及培養基的不同而有所差異，發酵物包括免疫激活因子（例如發酵古代米）、維生素、礦物質及其他發酵物（如優酪乳、納豆）。部分發酵物在腸道內發揮作用，像是維持腸道菌叢的平衡，部分發酵物則隨著血液進入門靜脈系統，在人體內發揮作用。

第二，以定居菌為主，過客菌為輔。定居菌停留在腸道的時間較長，例如比菲德氏菌。過客菌停留在腸道的時間較短，我每天咖啡淨化後必定補充一種益生菌權威，東京大學名譽教授，光岡知足代言，無縫膠囊技術做的耐酸性晶球菌，這種益生菌有做過人工模擬胃液測試，證明其可以安全通過胃酸到達腸道。

第三，要耐酸、耐膽鹼，要能存活在大小腸中。例如嗜酸性乳酸桿菌（A菌）存在於小腸，比菲德氏菌（B菌）定居在大腸，嗜酸乾酪乳酸桿菌（C菌）存活在小腸裡，鼠李糖乳酸桿菌（R菌）也是存活在大小腸裡。

好水

水是生命之源，人的體重六〇％到七〇％是水，可見水的重要性。中國人、韓國人說上善若水，這句話出自於老子《道德經》。意思是，人世間最善良的人，就應該像水一樣。水造福萬物、滋養萬物，卻不與萬物爭高下，這才是最為謙虛的美德。西方人說：「好水創造生命。」日本人說：「生命的答案，水知道。」

本書中我們不斷的探討鈉／鉀幫浦如何控制礦物質在細胞膜的進出，而礦物質的進出需要水的帶動，因此，研究水如何在細胞膜內進出也是非常重要的課題。這不由得讓我想起，曾在某本刊物看到的一項消息：美國霍普金斯醫學院的阿格雷（Peter Agre）教授因為發現「水在生物細胞中的通路」，而獲得了二〇〇三年的諾貝爾化學獎。在這本刊物中提到，有人正在開發一種智慧型水機，內部含有電腦程式以及濃縮的海洋深層水（海水是大地的母親，生命源自海洋，所以海洋深層水中含有的六十多種的礦物質比例，最接近人體的體液。）這座機器可連結家中的飲水機，只要輸入你的需求與身體狀況，如身高、體重、年齡等條件，就可以量身訂做出最適合自己的好水，內含礦物質百分比符合個人體質，與每日的飲用需要量。我覺得這個構想很有意思，因為每個人的身體狀況有所差異，所需要的飲水礦物質比例也不盡相同。

市面上有各式各樣訴求的水產品，像是最接近人體電位的水、磁化或能量水、小分子團的水、帶有氫離子的水、海洋深層水……等多種飲用水。

人體體液的電位界於負一二五mV～正二五〇mV，各種水源當中，以經過氯消毒過及煮沸過的水電位最高，約在四五〇mV左右，最不健康。如果已經過品質佳的飲水機處理，水其實可以不用煮沸。

一般人一天大約攝取一五〇〇～二〇〇〇CC的水分，我們食用固體食物時，會從食物攝取部分水分，但在斷食期間因為沒有攝取食物所含的水，就需要多攝取水分以補充這方面的不足。

七、大腸淨化與排肝膽結石：斷食期間的最佳排毒方法

「阻塞」對身體的影響

當生活作息與飲食習慣不良而引起身體的某器官的細胞堆積太多垃圾，像是代謝不全的蛋白質，這種「阻塞」，導致細胞缺氧及循環不良而凋亡，進而引起該器官的病變。細胞缺氧使生產ATP能量分子的運作不順利，甚至產生乳酸，所以當細胞內ATP能量分子缺乏，就無法讓身體正常的運作，解毒能力與自癒力自然低下。

缺氧引起ＡＴＰ不足

寫稿期間，我趁機瀏覽架上的健康養生書籍，發現幾乎眾學者都強調氧氣的重要性與缺氧造成的問題。從中國古代流傳下來的「吐納之術」，到二十世紀的德國學者巴德維的「陽光與空氣理論」，以及近年來日本的醫師學者所提倡的腹式呼吸、溫熱療法，都跟氧氣脫離不了關係。用ＡＴＰ的角度來解釋，相信大家就能一目瞭然。**沒有氧氣，ＡＴＰ循環就會運作不順暢，葡萄糖的燃燒就僅只到糖解作用即半途而廢，進而產生乳酸。**

酸化的細胞缺少ＡＴＰ，鈉／鉀幫浦就無法運作，礦物質及水分無法在細胞膜順利出入，引起細胞阻塞，細胞內外的礦物質不平衡，這就是代謝障礙。因此，代謝障礙引起細胞變性癌化，這個結果就很顯而易見了。

所以我一再強調，ＡＴＰ要開源節流，布魯士的斷食或半斷食是節流的方法之一。但如何開源也很重要，在飲食方面，多攝取檸檬、柳橙、葡萄柚等柑橘類家族的水果，富含礦物質的楓糖、黑糖蜜及麥蘆卡蜂蜜，維生素B群以及礦物質豐富的食物，像是高效能啤酒酵母、藍藻或發芽糙米等。適度運動、腹式呼吸、溫熱療法也有助於ＡＴＰ的開源。

小阻塞，大麻煩

消化系統的消化道，具有攝取、消化、吸收、利用和排泄等五項主要功能。從嘴巴開始，經過胃、小腸、大腸，最後到達肝臟。在消化的過程中，若食物不能被消化及吸收，就會被排出體外。排除的殘渣也包含了消化過程中因參與分解而死亡的細菌，如果這些每天製造出來的廢物無法排乾淨，就會形成阻塞。

這些分佈於人體的阻塞情形，首先應被疏通的是肝膽系統。在消化道中扮演吸收、解毒、排毒角色的肝臟，對於身體的正常運作，具有相當關鍵的影響力。肝臟就像是一座淨化加工廠，能分泌酵素改變這些毒素的活性，也就是大家熟悉的解毒功能。肝臟每日約分泌一五〇〇CC的膽汁，由膽汁帶著肝臟所排出的毒素離開，若膽汁因結石或其他因素而滯留，就會引起阻塞，進而影響毒素排出的速度，此時，肝臟內的毒性含量就會節節升高，引發肝臟疾病甚至是全身性的症狀，加重病情的複雜程度。事實上，有非常多的肝病以及其他疾病，皆起因於肝膽結石阻塞了肝膽管所造成。

肝膽結石，現代人的夢魘

膽汁的成分包括水、膽酸、膽鹽、膽固醇、膽紅素、無機鹽、卵磷脂……等構成，本身就是一種黏稠的液體，很容易結合來自肝臟的排泄物而變得更黏稠，滯留就形成了結石。現代人豐盛的飲食，導致肝臟得排出更多毒素、排泄物過多，肝膽結石幾乎無法避免。

毒素透過血液進入肝臟排毒及解毒，產生的排泄物隨著膽汁的分泌被排除，膽結石或膽汁的滯留將使血液中有害物質濃度提高，進而妨礙肝臟傳送養分至全身器官。再則血液的循環不良，也會讓體液滯留，引發細胞便祕，廢棄物沈澱堆積於各個器官中，阻塞循環及排泄的通道，造成體重增加，並引起全身性病症。

五年前，我因為膽囊發炎劇痛而割掉膽囊，從此成了無膽的人。在因緣際會之下校對一本有關排肝膽結石的書籍，好奇的嘗試使用書上的方法來排結石，結果排出一大堆綠色的軟石。而隨著本書的暢銷，我變成了排肝膽結石達人，經常有人問我：為什麼沒有膽的人還會有膽結石？如何知道自己體內有沒有肝膽結石？而我也曾經因為反對「蘋果酸與橄欖油的脂肪酸結合成為結石」這個論點跟醫師辯論。為了更進一步了解其作用機轉，於是我特別做了一次腹部超音波檢查。

檢查後，放射師徐金勳詳細解說報告的內容。我因為沒有膽囊，所以總膽管直接接合十二指腸，膽汁及肝臟的排泄物就從十二指腸前往小腸及大腸。正常人的總膽管直徑約為○．七公分，如果有膽汁滯流、肝膽結石、胰臟有病變或肝功能有問題時，總膽管

姓名：王康裕
存檔號碼　報告日期
A：全身性超音波掃描

1. 膽開刀
2. 總膽管（厚度0.6cm）：正常　未擴大，大於0.7cm表示異常
3. 肝回音、肝門靜脈及肝靜脈血管正常　沒有粗糙、脂肪肝及血管擴大
4. 胰正常　回音正常
5. 脾（長度7.66cm）：正常　沒有腫大，大於12cm表示異常
6. 右腎（長度11.0cm），左腎（長度12.0）：正常　正常大小，約10-12cm

◎因為每日都進行咖啡大腸淨化，所以同時做了電解質檢查

檢查項目	中文名稱	檢查結果/單位	正常參考值
電解質檢查			
Na(Sodium)	鈉	135 mEq/L	135~155
K	鉀	4.1 mEq/L	3.5~5.1
Cl	氯	106 mEq/L	90~110
Ca	鈣	9.2 mg/dl	8.2~10.6
P	磷	3.3 mg/dl	成人:2.5~5.5 兒童 4~7

的直徑就會大於〇・七公分。

因此，每年請放射師等專業醫療人員做詳細的腹部超音波檢查，是有必要的。趁機也可以了解自己的肝、腎、脾、胰臟的健康狀況。

血液中電解質的濃度很重要，些微的偏差就可以反應體內發生何種重大病變，例如：鈣的濃度太高，反應骨質疏鬆症、鈣質不斷從骨骼流失至血液中、腎臟調節礦物質的功能失調等。

我習慣每半年做一次上述檢查，來追蹤自己的健康狀況，拜經常做大腸淨化之賜，一切正常。

身體「暢通不阻塞」的五項重點

儘管現代人的生活與飲食習慣，讓人難以避免產生肝膽結石，但若能遵守以下的五項重點，可以減輕阻塞，降低肝功能損害，讓身體更順暢。

1. 細嚼慢嚥，讓食物完全消化

用餐時細嚼慢嚥，每一口至少咀嚼十五下，並且額外補充消化酵素。

2. 體內大掃除

多攝取纖維、益生菌，並進行咖啡大腸淨化，淨化大小腸，做好體內環保。

3. 補充護肝營養素

攝取含朝鮮薊、奶薊草、蒲公英萃取物等護肝食品。

4. 攝取均衡好油

食用有機椰子油、亞麻仁油、冷壓初榨橄欖油，還有酪梨與堅果類。

5. 定期排肝膽結石

蘋果汁或蔓越莓汁、蘋果醋與咖啡大腸淨化可以軟化膽管，幫助身體排肝膽結石，讓身體不阻塞、健康不停擺。

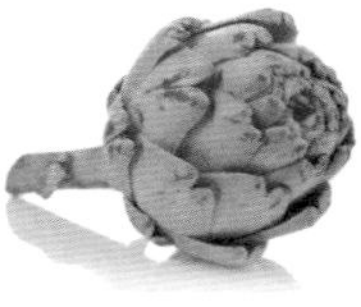

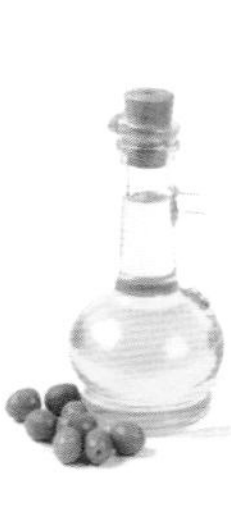

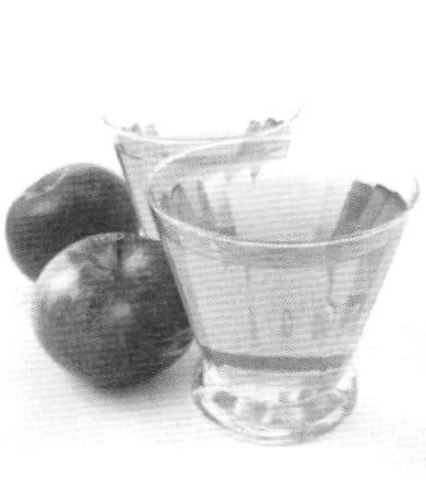

咖啡淨化的步驟

1. 起床後喝一杯約二五〇CC的溫水
2. 戶外散步約半小時

3. 享受含有機根莖汁，自製優酪乳，當季水果的早餐

4. 上廁所時，在馬桶上做新谷式深層腹部按摩，輕鬆排便

5. 一小時後進行咖啡淨化（請參考新谷醫師系列腸道淨化書）

6. 淨化後補充水份，益生晶球菌，重整淨化後的腸道環境（註：大腸淨化步驟也可以視個人需求在晚上進行，有人的使用心得是，晚上進行大腸淨化可以讓身心完全放鬆，一覺到天亮。）

排肝膽結石的訣竅

1. **週一至週五：**每日實施咖啡大腸淨化，並在每兩餐之間，一日內分次喝下八〇〇～一〇〇〇CC的蘋果汁，以軟化膽管。飲食以素食為主，盡量清淡，照常進行日常活動，不要給自己正在進行療程的壓力。

2. **週六：**在每兩餐之間，分次喝下八〇〇～一〇〇〇CC的蘋果汁，糖尿病患者等不能喝太甜飲品的人，可以酌量減少，或以檸檬、柳橙、葡萄柚等含有機酸成分的柑

橘類果汁或蔓越莓汁代替。

早餐以燕麥搭配水果優格；午餐為五穀飯或糙米飯搭配蔬菜，至晚上六點間除了蘋果汁外，不再吃其他食物。

晚上六點準備一〇〇〇CC的硫酸鎂液（註），先喝下二五〇CC的硫酸鎂液；晚上七點，進行咖啡大腸淨化；晚上八點，喝下二五〇CC的硫酸鎂液；晚上十點，準備一二五CC的有機冷壓橄欖油＋五〇CC的葡萄柚汁，搖晃和勻後略為溫熱一下，另外準備一碗熱的薑汁昆布湯，五分鐘內慢慢一口一口喝下橄欖油，搭配少許昆布湯可減低油膩感，然後輕鬆愉快的準備就寢，躺臥時靠右側躺，右腹部置上暖暖包保持溫熱，在兩腿間夾枕頭，效果較佳。

3. **週日：**六點至六點半，喝下二五〇CC的硫酸鎂液；八點至八點半，喝下最後的二五〇CC的硫酸鎂液。大部分的情況下會感到有便意，就可以排便了。我的經驗是進行咖啡大腸淨化，先清除腸道的廢物，可以更清楚看到排出來的結石。

在自然療法領域中，十年來陸續都聽說有人在進行排肝膽結石，有點好奇，但一直沒有施行，因為一聽說到要喝下一二五CC的橄欖油，我就卻步了。

直到九年前，因為膽結石發炎開刀，就後悔自己沒有進行排肝膽結石。近年來，因為有機會接觸到這個主題的專業書籍，才了解到任何人都可能有肝膽結石，也曾於五年前於谷關舉辦的新谷式半斷食營中，號召了五、六十名學員「共襄盛舉」。之後，大家的話題總會提到自己排肝膽結石的經驗，還會比起誰的結石較多或較大呢！

目前的結論是，有搭配咖啡大腸淨化的人，排肝膽結石的效果比較好。（註：即瀉鹽，調製硫酸鎂液的比例為二〇公克硫酸鎂鹽：水一〇〇〇ＣＣ）

八、人體免疫系統的運行規律

骨髓細胞ＤＮＡ的合成，以晚上十二時～早上八點、也就是大部分人的睡眠時間。人體的免疫細胞是在骨髓細胞中形成，因此，在這段期間人體的免疫力最低，但癌細胞卻是最活躍。人體的免疫力自中午十二時開始逐漸達到最強，癌症病患的時間差療法就

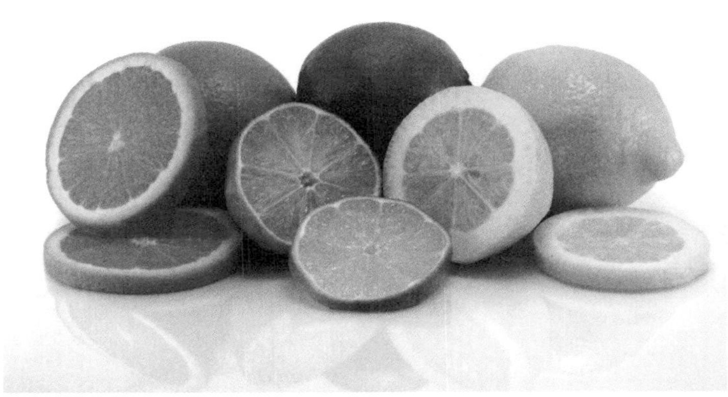

是依據這個運行規律來規劃的。

免疫調整物質：癌症病患的時間差療法

時間差療法為日本自然療法的前輩、國際整合醫學會理事長阿部博幸博士所創，他建議白天人體免疫系統最活躍的時段不要投以殺傷力大的化療劑，以避免兩敗俱傷，因此，他建議化療應在晚上癌細胞最活躍的時段進行，白天要讓病患服用活化免疫力的營養補充劑，例如靈芝、超級發酵古代米等富含葡聚糖（β-Glucan）的多醣體。

晚上癌細胞十分活躍，不斷奪取人體的養分進行不止息的細胞分裂，這時應該投予引誘癌細胞自殺的營養補充劑，例如褐藻糖膠。癌細胞在晚上很活躍，會利用早上的休息時間擴散新生血管，以補充更多的養分，這時就該投予阻斷新生血管再生的營養補充劑，如褐藻糖膠或秋鬱金。

我很推崇這種順應自然法則的治療方法，十年前，曾與我的好兄弟潘懷宗博士共同前往仙台參加時間差療法年會，在那裡向阿部博士及其他專家請教此一療法，並規劃回國後要成立時間差療法協會，且推舉我的恩師台大醫學院李鍾祥博士擔任第一任的理事長，可惜不久後，恩師仙逝，這個構想就一直遲遲未付諸實行。有時與潘博士談及此事就覺得十分遺憾。

九、溫熱療法

溫熱促進血液循環，對身體的益處自古以來人人皆知，因此，舉凡泡澡、足浴、溫泉浴、三溫暖，到各式各樣的遠紅外線溫熱器、舒活溫熱艙及溫熱床等都很流行。

世界各地也都有以溫熱療法為訴求的療養院，這幾年，已有專家開始提倡飲食的熱療法，因此，薑母茶、黑糖薑紅茶及各式各樣能促進血液循環的補湯也極受歡迎，我習慣吃沙拉時，一定要搭配味噌湯，洋蔥湯或溫熱的布魯士配方根莖汁，因為這樣不僅讓沙拉更具美味，而且口感不會過於生冷。

使用溫熱療法對抗癌症的概念，最早出現在十九世紀末。大家都知道癌細胞怕熱，據說在四十二度C左右癌細胞就會消滅掉，知名的癌症專家濟陽的預防癌症復發的新書《濟陽式癌症飲食法》當中，就主張以溫熱療法搭配他的八大飲食原則，書中提到美國柯利醫師用鏈鎖球菌注射在癌症病患身上，讓病人發高燒，而癌症自然治癒的例子。

專欄

印尼三日及生活習慣病

此次陪同新加坡的朋友符先生應邀到印尼，幫一位有理想的企業主規劃有關環保與生機飲食的新事業。這位年輕的總裁，有感於印尼人的健康問題實在太嚴重，立志不惜代價投入這個行業，因為他在印尼從事背包加工業，賺了許多錢，想回饋給社會，我當然義不容辭，以累積的經驗提供協助。

來印尼之前，已經聽說印尼人罹患糖尿病與中風比例很高，在東南亞國家中算平均壽命最短的國家。這次有機會深入了解他們的作息與飲食習慣，才恍然大悟，生活習慣病已經不是只限於文明國家（已開發國家）所獨有，印尼算熱帶國家，日常的作息與飲式方式與當地的天候息息相關。他們的飲食問題如下：

食物重口味：甜、辣、鹹是每一道湯菜的特色，可能是為了刺激食慾。

蔬菜攝取很少：可能是貧窮的緣故，跟早期台灣一樣，有機會吃到蛋白質的食物時（魚、肉），就會以蛋白質為優先。

高溫烹調：魚、肉以油炸的作法為主，又香又脆，難怪那麼多人喜歡，連我都忍不住多夾幾口。

甜食太多：重口味的飲食習慣，連飲料（茶、咖啡、果汁）都要極甜才能入口，我在咖啡廳裡點了一杯拿鐵，居然附了三包糖，我的朋友點了卡布奇諾，附了二包糖。香脆的鬆餅附許多草莓、香蕉及甜巧克力，當然好吃。

冰冷食物太多：飯前飯後一杯冰涼的飲料是每個人的習慣，大概是為了中和食物的辣味與香辛，當然，飲料還是甜味很重。

遲來的晚餐：可能是配合天氣的關係，當地的晚餐時間約在八點前後，這種習慣我在墨西哥也碰到過，晚餐時談天說地拖到很晚，食物也比白天還豐盛，顯然的達不到自然法則養生法所講求的，晚餐結束到隔天早餐復食（人體的斷食、消化道休息的時間）超過十二小時的要求。

印尼之行，我建議符先生及其印尼的友人要努力推廣布魯士這一類富含高鉀的根莖汁，搭配大腸淨化及排肝膽結石。要改變當地人的作息與飲食習慣是很困難的，只好加強解毒與排毒的步驟。

離開印尼時，我在機場給印尼友人上了一堂阻毒(Prevention)、解毒(Detox)、排毒(Secretion)的課，他們非常感激，我沒有叫他們放棄傳統的炸香蕉與炸魚頭的口味，但是教他們如何使用布魯士五種根莖汁做好PDS的功課，同時教他們配合傳統的印尼精油溫

熱按摩。（註：精油溫熱按摩，精油放在薰香盤上以蠟燭略加溫至接近皮膚的溫度，按摩身體相當舒服）

除了教導ＰＤＳ的概念，我也分析他們容易生病的原因，很可能是中醫所說的「外熱內虛寒」，這些處在熱帶國家的人生冷食物攝食太多，表面燥熱，但內臟是虛冷的，體內酵素的活性不夠，能量分子ＡＴＰ不足，導致免疫力低落，自律神經失衡。

第六章　非常識養生飲食法

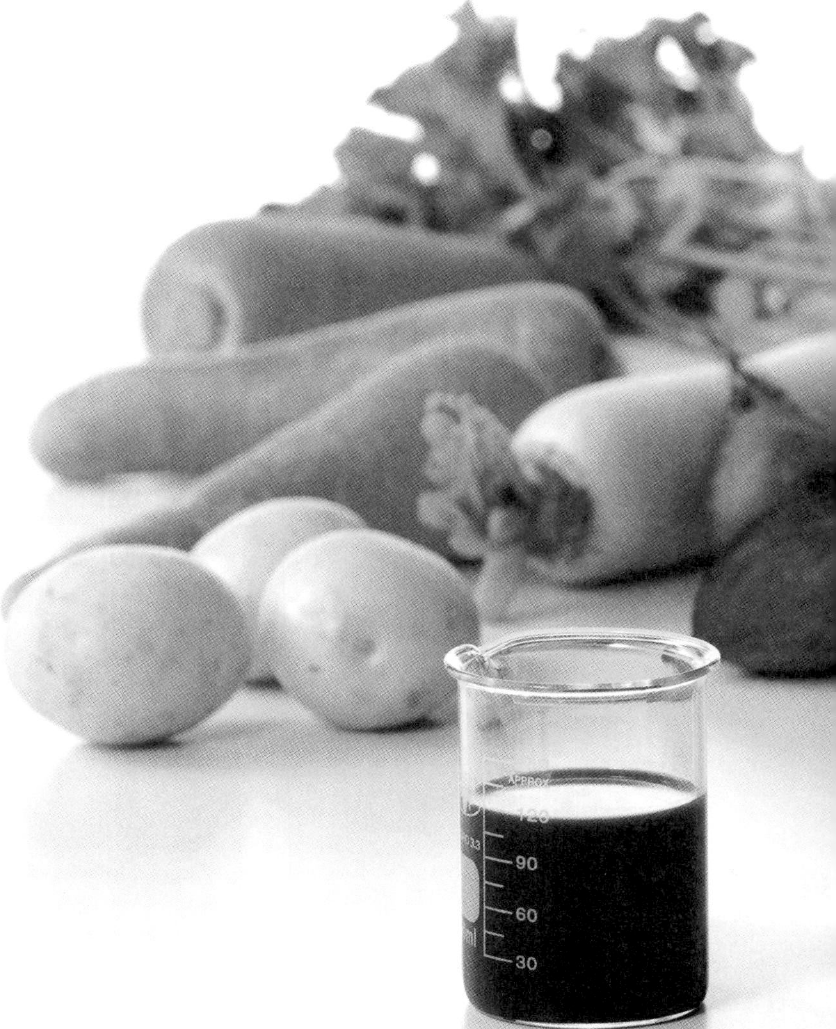

雖然健康飲食很重要，但根本就沒空做飯……

飲食低溫烹調法將顛覆你的想法，接下提供給忙碌現代人最輕鬆的美味佳餚。

活用有機根莖汁

根莖汁可說是大地的精華液，因此布魯士在其著作中再三強調，不必要喝很多，**但是飲用時一定要一小口一小口的喝，並且在嘴裡咀嚼一下，以體會大自然給我們的恩典。通常在空腹的情況下，約三十分鐘左右，就會被吸收至血液中發揮作用。**

平日養生

每日飲用至少一二五CC。飲用的方法很多，詳述如下：

1進行大腸淨化後，將根莖汁與益生菌一起服用，可以重整腸道的環境。

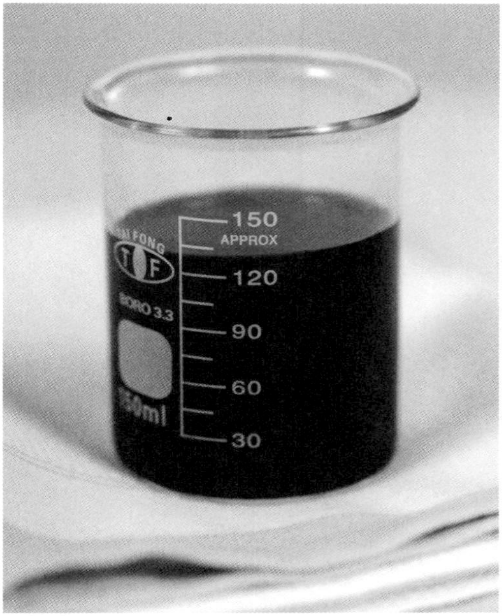

2隨餐搭配酵素液及消化酵素，發揮輔酵素的功能。

3溫熱約五十度C，搭配水果或生菜沙拉，以增加效果，並讓人食用沙拉時不覺得過於生冷。

4重口味的外食或大餐攝取之後，飲用根莖汁可幫助排除過多的鈉。

現代人外食的風潮極盛，連假日的早餐都仰賴外食，怪不得生活習慣病日漸猖獗，看了讓人感慨萬分。之前我曾經提過，如果阻毒不容易，就該注重排毒及解毒，至少每天飲用一二五CC的有機根莖汁，就可達到最基本的要求。

斷食療程

每日飲用五〇〇CC。當肚子覺得餓時就可以喝一些，每次喝幾口，這樣就可以消除飢餓感，讓斷食順利進行。

癌症或重病病患的營養輔助

根莖汁含有質量俱佳的植化素、維生素與礦物質，每日飲用一二五CC＋Q10＋酵素液，此配方可以維持病患的體力和免疫力，以面對艱辛的療程。

不論是作為日常養生之用，或是病中營養輔助品，有機根莖汁可說是不可或缺。因為它既是上天賜給我的大地精華液，更是讓身體新陳代謝更順暢的重要輔佐。筆者一直以能夠推廣有機根莖汁為榮，也感到萬分喜悅。

沒有喝完的根莖汁可以冰在冰箱中，但盡可能在一週以內喝完。此外，不建議喝冰冷的根莖汁，可以放在室溫中回溫或者略加點熱水再飲用。

以有機根莖汁做為湯品

有時，可以使用隔水加溫的根莖汁取代中式熱湯，因為根莖汁取自於植物的根莖，特別甘甜，做為佐餐的湯品十分適合。另一種作法是將根莖汁二五〇CC與蒸熟的中形番茄一顆，用調理機攪拌成濃汁，在鍋裏小火煮成番茄濃湯（可酌量加點海鹽、羅勒、胡椒粉調味），享用時可加減淋上椰子油或橄欖油。

洋蔥湯作法：

將洋蔥洗淨，不去褐色皮直接切成小片。

用少量椰子油或橄欖油將洋蔥炒至金黃色。

倒入約五〇〇CC的冷水。

煮沸後轉小火，煮至洋蔥變軟，食用時，以濾網過濾清湯飲用即可。

五種根莖汁與保健食品的相乘作用及搭配

布魯士根莖汁與Q10

晨星出版社的新書《自然才能治病》當中，我很興奮的看到書中提到美國最知名心臟學家史蒂芬．西納特拉（Stephen Sinatra）的《心臟密碼》。九年前，我看到西納特拉所寫的《Sinatra Solution》，我將這書稱作《心臟密碼》。之後，我每日服用三顆Q10至今，每天除了例行的咖啡大腸淨化之外，我一定不會忘掉服用Q10。《自然才能治病》的作者寫道：**如果我每天只能服用一種保健品時，我一定選擇Q10。**

Q10是布魯士根莖汁的最佳搭配，前者使能量分子再生，後者讓能量分子節流。服用Q10時要同時服用鈣鎂，鎂是Q10使能量分子再生不可或缺的礦物質輔酵素，而服用鎂時一定要搭配鈣才能順利吸收。

Q10在一九五七年由威斯康辛大學的教授從牛的心臟中萃取出。**心臟是人體唯一不能休息的器官，因此分分秒秒都需要維持心臟動能的能量分子ATP**，可見促使ATP再生的Q10有多麼重要。**早期Q10被當作心臟用藥，為缺血性心臟病患或心臟功能不佳者的良藥**，目前全世界包括台灣，現已開放其做為保健食品，廣受歡迎。Q10增加氧氣在ATP循環的利用，增強心肌的功能，以利於心臟有規律的收縮及擴張（高壓及低壓）。

關於Q10的補充，筆者每天早上一定服用二顆Q10，搭配一二五CC的布魯士根莖汁，這樣的習慣已維持九年，血壓從高壓進步到一二〇，座談會時或演講時，講話中氣十足，完全不使用麥克風，這歸功於Q10與布魯士配方根莖汁中所含輔酵素、礦物質與維生素，促進ATP的再生。

剛從西藥界轉到自然療法的領域時，曾經應邀至信義社大開一堂生機飲食課，每次上課總覺得氣力不足，聲音像是卡在喉嚨中發不出來似的，講課時一定要使用麥克風，並且要準備一小杯的葡萄紅醋，現在回想起來，當時的狀況就是能量分子ATP不足。

當時，筆者對ATP的認識十分粗淺，只依稀記得當年在醫學院上生化課時曾提到而已（如果沒有記錯的話，我當年的生化課好像沒及格，還得補修）。當時Q10也還沒開放為保健食品，ATP也不像現今這麼受重視。

在從事西藥工作期間，常常覺得力不從心，有時會去買些補中益氣、六味丸，自從在德國參加哥森——布魯士斷食營後，就徹底了解了Q10、布魯士根莖汁與ATP、大腸淨化的重要性。現在，上課時聲音宏量，中氣十足，完全沒有不夠力的感覺。

布魯士配方根莖汁與南非國寶茶

南非國寶茶（Rooibos Tea）是一種生長在南非開普頓北部高山上的有機野生植物茶，在充分的太陽能量和豐富的礦物質在無污染的環境下自然生長，這種灌木植物根 部可深入地底深層吸收大自然的礦物精華，因而具備一般植物所欠缺的罕見豐富礦物質，像是促進新陳代謝的鉀、維持身體電解質及酸鹼平衡的鈉、維持神經系統及其代謝的鎂等至少九種有益身體的礦物質。

南非國寶茶的SOD抗氧化成分，具有抗衰老功效，能去除有害自由基，幫助維持消化道機能、改變細菌叢生態、增強體力並調整體質，幫助睡眠，促使血壓正常，降血脂、膽固醇、血糖，對糖尿病或心臟病有神奇的療效。

此外，還有含有豐富的揮發性化合物及許多在植物自然

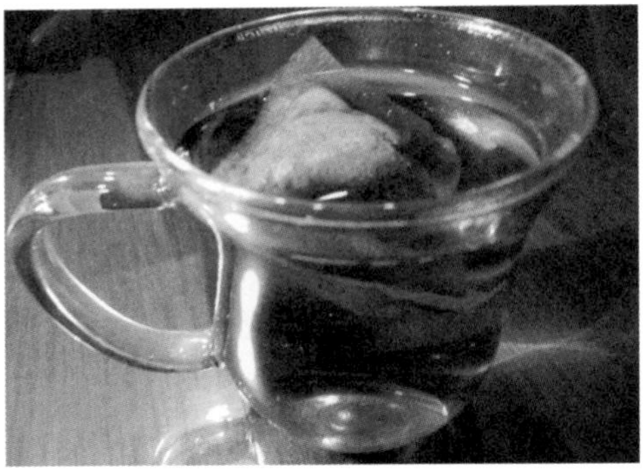

生產之酚化合物和黃酮素。它的抗氧化成分是預防潛在性癌症發生之重要成分，具有延緩人類細胞老化之功效，如果能將茶包用煮沸的開水連續煮至少十分鐘，其抗氧化之成分更會大大的提升，所以日本又將其取名為「長壽茶」。再加上不含草酸、無咖啡因，所以男女老少均可飲用。

此茶冷熱飲皆可，煮泡好的茶可以放在冰箱存放，數天也不會酸掉，飲用時風味依舊，冷藏後也可以再加熱，完全無損及味道。想喝甜一點的可以加些果糖或蜂蜜也可加些鮮奶。

在布魯士配方根莖汁斷食療程中，南非國寶茶經常做為期間的保健草本茶飲用，因為它具有穩定神經作用，所以對於斷食期間特別有助益，飲用這種茶可以讓人在斷食期間較沒有飢餓感。

高效能啤酒酵母及藍藻

布魯士在四十二天的斷食中，容許斷食者飲用洋蔥湯，洋蔥含有一%的蛋白質及一些油分，在斷食期間喝了洋蔥湯比較不會感到飢餓。如果不是全斷食，其實可以吃一些藍藻或啤酒酵母。藍藻提供蛋白質、葉綠素、維生素、礦物質及藻青素，其中，它所含的維生素B12在斷食期間可預防貧血，特別具有意義。

高酵能啤酒酵母含有豐富的維生素B群，可以活化ATP能量分子的循環。濟陽醫師在其癌症食療的相關書籍中均特別推薦某E牌的啤酒酵母，搭配紐西蘭的麥蘆卡蜂蜜及檸檬食用，E牌的啤酒酵母在日本屬於藥品，仔細分析其成分後，發現它含有八種維生素、七種礦物質、十六種胺基酸、穀胱甘肽以及核酸，是屬於高效能的啤酒酵母。穀胱甘肽是肝解毒第二道防線不可或缺的酵素，核酸活化維生素B群，是修補DNA與RNA必須的養分，核酸內的腺甘酸是ATP的結構之一，因此濟陽醫師推薦癌症病患攝取這種啤酒酵母是有其道理的。

第七章　布魯士根莖汁斷食法

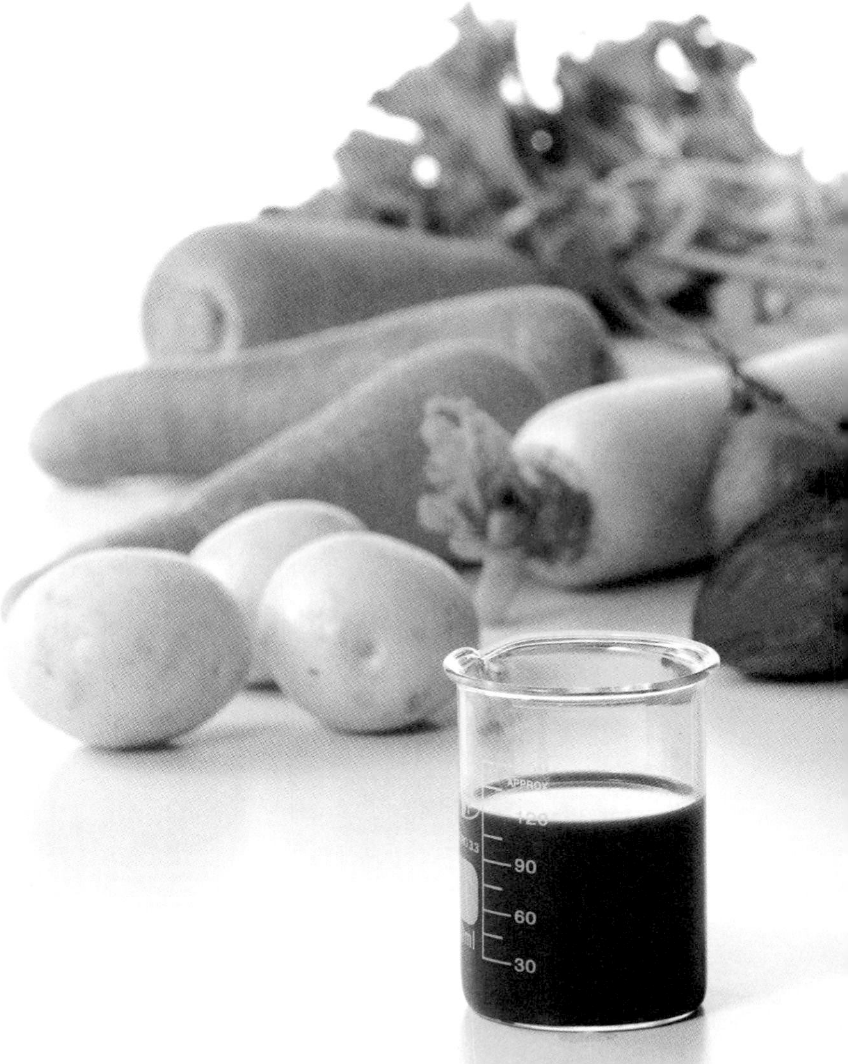

從人性化易執行的半斷食、週末健康小斷食開始，到徹底淨化身體的二十八天斷食挑戰……接著就來體會一下斷食的健康魅力吧。

早餐，一天，週末，三天，七天，七天以上斷食

有些人可能會認為布魯士與哥森的養生理論太過嚴苛而難以執行，而想要將之調整為較人性化易執行的方式。我想，布魯士與哥森提供給大眾的是關於養生的背景知識和方向，可視為一種導引。我比較欣賞日本醫師的作法，他們參考布魯士或哥森的理論，融合自己國家的生活、飲食習慣，將之調整至社會大眾能夠接受的方式，這讓大眾的接受度提高不少。

例如知名的星野仁彥醫師因為罹患大腸癌轉移到末期的肝癌，被宣佈五年內的生存率為零時，每日就只有飲用大約一〇〇〇CC的蔬果汁（哥森的要求是二〇〇〇CC）及豆腐味噌湯。他病好之後，目前在日本推廣星野式哥森療法。

在嚐試三日以上的斷食療法前，建議先從實施週末一日斷食開始，再循序漸進，進行三日以上的斷食。斷食或半斷食期間，讀者可以攝取沒有熱量但富含纖維的生菜及

溫菜。生菜選擇較柔軟、富含酵素的芽菜，溫菜部分可以選擇纖維較粗糙的根莖類或葉菜。

早餐斷食

早餐斷食有二種選擇，一種是以胡蘿蔔蘋果汁為主，一種是以布魯士根莖汁為主。這兩者可隨意搭配綠色蔬菜汁、水果沙拉或燕麥片一起食用，熱飲可視個人喜好選擇咖啡、可可、燕麥拿鐵、紅茶或草本茶等。筆者在德國斷食營的早餐，就是布魯士根莖汁加水果沙拉與燕麥片，搭配熱草本茶。

一天一餐

三餐中選擇一餐攝取澱粉食物，以有機糙米或五穀米為佳，其他兩餐就以蔬果或少量魚肉類為主，兩者的比例約八：二。此外，這種飲食法很適合三高患者或打算減肥的人採用。

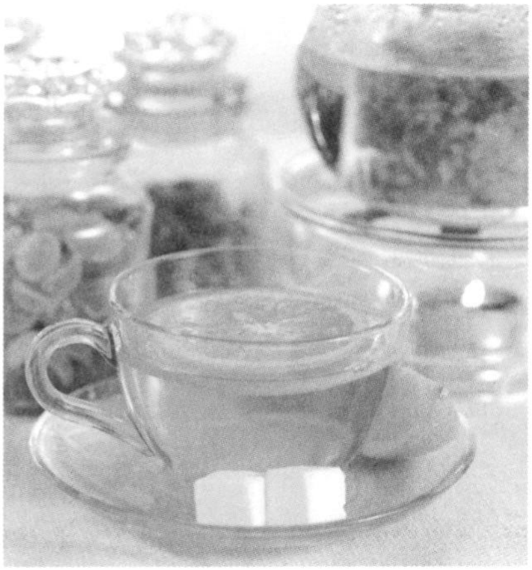

範例

姓名：林穗垚

性別：男

年齡：五十二歲

職業：業務

飲食療法前：有三高的健康問題，體重八十六公斤，醫師判斷三高是因為體重引起，只要慢慢減重，就可以恢復正常，不需服用藥物。

飲食療法後：每日採用上述的飲食法，並且飲用二〇〇〇CC的南非國寶茶。目前成功減至七十九公斤，還在繼續努力中。

★王老師的話：林先生是筆者的好友，意志非常堅定，一同用餐時，怎麼引誘他，他都無動於衷，飲食控制完全沒有破功。我建議他每日追加一二五CC的布魯士根莖汁，以補充維生素礦物質及植化素。

範例

姓名：謝佩倩

性別：女

年齡：四十一歲

職業：擁有經絡理療與穴道指壓證照，擅長經絡與穴道深層溫熱理療

飲食作息：工作時間每天下午三點至凌晨三點，睡眠時間大約是凌晨三點至早上十點。每天只吃中餐，一碗半的十穀米，搭配蔬菜及海鮮類。上班時間如果感覺飢餓，就吃水果或少量餅乾、麵包充飢。回到家後約凌晨二點，睡前如果感到飢餓仍然以水果裹腹。

目前情況：現在工作經歷約七年，工作時都是站立姿勢，進行經絡與穴道深層溫熱理療療程時，十分需要體力、腰力、腿力。目前除了手指頭關節因工作關係而有點變形，其他一切正常。

★王老師的話：每次讓謝老師進行療程時，都會好奇詢問她的生活作息與工作經歷，聽聞她的飲食作息，會覺得她十分了不起，因為她的工作內容相當繁重，但卻能精力充沛的為客人作療程。謝老師表示，這可歸功於她每日只吃一餐的斷食習慣，還有感到飢餓時才吃的良好習慣。

我建議她在工作時可補充一點布魯士根莖汁。雖然一開始不習慣根莖汁的口感，但在了解布魯士配方根莖汁四十二天斷食的療程等相關訊息後，她就欣然接受有機根莖汁。

三天以上斷食

三天以上斷食，必須採用循序漸進的方式將三餐減量。

起床：早上起床就先喝一杯二五〇CC溫水早餐：一〇〇CC原味優格＋亞麻仁油十五CC＋少許新鮮水果

午晚餐：將平常餐量減半，隔天再減半，且一定食用一盤生菜沙拉，並搭配飲用酵素、有機根莖汁、有機螺旋藻。

全天飲用至少二〇〇〇CC好水。

專欄

二十八天讓你脫胎換骨

文／周建毅

隨著科技日新月異，現代人的健康卻遭受到前未有的威脅，高血壓、糖尿病、癌症等各種慢性病，讓我們陷入無計可施的困境。究竟怎樣才可免除病痛的侵擾？

環保意識的抬頭，越來越多人重視回歸自然，面對眼前現實生活中，除了地球嚴重的被破壞之外，現代文明所帶來的熬夜、壓力及不當的飲食，成就了比例居高不下的癌症患者，更可怕的是每年依舊直線上升。然而，真正使我們生病的卻是不良生活習慣，但是，要調整我們生活習慣是有困難的。其實大自然及你是身體最好的醫生，而真正能摧毀文明病、對抗癌症、抗老化的「特效藥」就是食物。唯有回歸自然才能遠離文明病。

工業革命後，人類飲食習慣產生巨大的改變，環境的污染、農藥、重金屬、輻射、添加物、防腐劑、化學藥物、環境荷爾蒙、生長荷爾蒙、及烹調方式等，使得身體免疫系統下降，防護系統急速崩潰。

究竟怎樣才可免除病痛的侵擾？在改變飲食的習慣的當前，必先排除宿便，將腸道中的毒素排除才是治本的上上策。正常人體新陳代謝過程中，脂肪、蛋白質、糖類都會產生代謝廢物，也就是食物消化分解後所產生的毒素。食物中的添加物及殘留的農藥等更是毒素的來源。所以，近年來的排毒風潮，有機蔬果汁除了可以促進腸道的蠕動，幫助排除腸道中的毒素之外，其中含有非常豐富的天然維生素和礦物質，可幫助體內酵素順利運作，健康自然地將體內毒素帶走。利用有機蔬果汁可清腸道及淨血，重建身體免疫力，是非常好的「健康自然排毒養生法」。

外科醫師兼心理學家馬茲博士（Maxwell Maltz）曾發表的「二十一天關鍵期」理論，馬茲博士發現，一個病人整形後，大約需要二十一天來適應新面孔。手臂或腿換上「義肢」後，大約也要二十一天的適應期。人們的除舊布新期，二十一天是最短期限，立即行動，二十一天後你將重獲新生。

「二十八天斷食自然排毒計畫」也是遵循這個機制設計出來的，這是一種最自然最溫和，最完美的基本排毒方法，可將身體反應降到最低程度。主要是使用簡單的食物和果汁來進行排毒，這些素材不但美可口，準備起來一點也不麻煩，在任何有機店及超市均可取得，費用並不昂貴。

首先，先來檢視一下自己的生活習慣，由最容易改變的地方開始做起，逐步使生活習慣朝理想的境界努力。排毒的結果將會豐碩到讓您難以置信，您將會感覺到身心的改變，一些文明的病痛也不見了，整個人的心情、情緒、精神也會有所改變，再經由營養均衡的攝取和改變的生活模式，讓身體重新恢復健康，慢慢地將會進入一個很不錯的彩色人生。

二十八天斷食自然排毒計畫

「二十八天斷食自然排毒計畫」是安全有效的排毒，絕對讓人得到意想不到的收穫。由於整套計畫設計得非常簡單，只需要一些努力和配合，大部份的人都可以輕鬆融入生活中。為了達到最棒的效果，在整段排毒期間，為了降低身體接觸有毒物質的機率，執行斷食者必須改用不含人工毒素的家庭清潔用品和個人衛生用品。

基本要點：

1大量喝水（每天至少喝二〇〇〇CC～二五〇〇CC的乾淨水）。
2一定要徹底洗淨水果及蔬菜上的農藥及蟲卵（有機）。
3排毒期間避免甜食及肉類避免油炸食物、化學成分食物，忌菸、酒、刺激品。
4每天快步三十分鐘，請選擇戶外，避免有除草劑及殺蟲劑污染場所。
5請釋放自我想像的壓力，心情放輕鬆，多接近積極、正面、快樂的人。
6請移除生活中的不良習慣，絕對不可熬夜。

印象非常深刻的是第一次參加雷久南博士的斷食營，大約二十幾年前，那時我還在服裝界，長期工作壓力導致身體出現一些問題。

那時候台灣的有機商店正在起步，所需材料少得可憐又很昂貴。當時是在新店烏來的森林小學辦十天的斷食營，雷久南博士帶了一位國外的自然醫學的老師及一位醫生。除了一些很豐富的健康課程之外，也加入了心靈的課程，食材方面除了一些在斷食前減減食及復食後簡單有機蔬菜之外，就只有礦泉水，自由自在、放鬆的進行。

從聽課、音樂、放鬆、大量補充水分、散步、排宿便。每位同學都非常認真的學習著，相互扶持，也很開心，結束時都搶著分享不可思議的成果，每個人都改變很多，也因此造就出一批有機的精英，使得台灣有機商店的蓬勃發展。

斷食是全身徹底排毒最好方法，斷食還是許多宗教採用的心靈洗滌法，包括中醫也很推崇，中醫典籍是用「辟穀」來解釋，有如老祖宗餐風飲露的說法，「風」指呼吸新鮮空氣，「露」是指吸吮花精或好水。斷食是需要循序漸近慢慢練習的，由一餐、一天、三天、五天、十天、十五天、二十八天、四十二天，當身體柔軟了，斷食排毒就會變得很自然。

排毒是有順序的，配合人體節奏，必須從上游的毒源清除開始，頭是最上游，因此口腔與腦神經毒為最先，腦筋不清楚要如何管轄身體其他部位？

因為皮膚及淋巴排毒是首要進行的排毒，假如皮膚不是太過嚴重的話，接著就要進行大腸與腎臟排毒，這時候就一定要多喝小分子的好水，外加小腸排毒，增加吸收的能力。再來就要進行肺臟排毒（讓體內氧氣充足）及肝膽排毒（內心平靜），最後才是斷食，做全身排毒斷食是要有非常堅定的毅力。通常我會選擇一般較容易的方式。只做肝膽排毒、咖啡大腸淨化（排肝毒）及斷食部分。

四十二天的大斷食是我每年最期待的功課，經過多年的學習，發現二十八天斷食最具有能量。前三天的減食到二十一天不吃東西，再從不吃東西到後期四天的少量進食流質食物，稱之為復食，對斷食者來說，復食過程非常非常重要，一定要從漸近式的飲食恢復到正常的飲食，剛開始少量，慢慢增加，不可一下子就吃固體的食物，避免對小腸造成負擔。斷食愈久，復食需要時間就愈久，是因為身體有一段時間沒有代謝蛋白質和纖維質之故。

斷食是有邏輯、有次序的，並非什麼都不吃，比如說，早上起床喝一杯溫開水＋海鎂＋有機檸檬汁後，帶小狗出去散步，再來早、中、晚餐就是營養餐（有機根莖汁＋酵素液＋藍藻），這些東西含有豐富的礦物質、維生素及酵素，可促進我的新陳代謝及穩定血糖。全天照常工作及作息。

早餐會在我家花園裡，放一些有能量的音樂，看一些報章書籍及我的營養餐。

中餐營養餐＋小睡一會，補充體力。

下午茶時間喝一杯有機果汁來補充我的維生素及抗氧化物。

晚餐營養餐後看一些好的電視節目及喜歡的激勵的書刊。

放鬆時間，放新世紀音樂，具有能量的輕柔的音樂，泡澡讓全身放鬆、舒適。

放輕鬆的睡眠

一個很不可思議的事發生了，雖然斷食的時間很長，又沒吃東西，只喝些果汁而已，每天還是有很多宿便排除，初期會口臭，排除的宿便又黑又臭又黏量又多，漸漸變成金黃色，也不會臭了，可想而知我們身體中藏有多少毒素。結束後，馬上感覺身體變輕盈，皮膚變得光澤有彈性，而精神出奇的好，活力十足，口味也變得非常清淡。

接下來的重頭戲就是如何正確復食，復食成功才算圓滿，當身體中的毒素排得很乾淨時，身體是淨空將狀態，您要在適當時間，吃正確的食物及適當的量，體質才能獲得真正的改善，不要讓有毒的食物再來污染您，首選是天然、無毒、安全的有機蔬果、小分子水及環保的產品，當然，除了愛自己外，也能為地球盡點心力。

當我恢復飲食時，我是遵循「自然法則」的生理時鐘療法為基準，漸次調整到正常飲食習慣。人體24小時的生理時鐘，分三個階段：

凌晨四時～中午十二時　是人體排泄時間

中午十二時～晚上八時　是人體的攝取及消化時間

晚上八時～凌晨四時　是人體的吸收及利用時間

早上起床喝一杯溫開水＋有機檸檬汁

早餐：一杯綜合有機果汁＋酵素＋藍藻及當季水果一片

中餐：生菜沙拉＋少量發芽米飯＋蔬果湯（七分飽）

晚餐：蒸煮的蔬菜＋全麥麵包一小片＋橄欖油（全麥麵條）＋味噌湯（七分飽）

※可加減補充一些健康補助品：天然的維生素、微量礦物質、鈣、膠原蛋白、抗氧化產品等。

專欄作者小檔案：

周建毅（Eva老師）

- 多年為保護地球努力，推展環保、天然、健康的產品
- 社大、機關、社團、各大有機商店「低溫烹調」指導老師

第八章　五星級見證與體驗

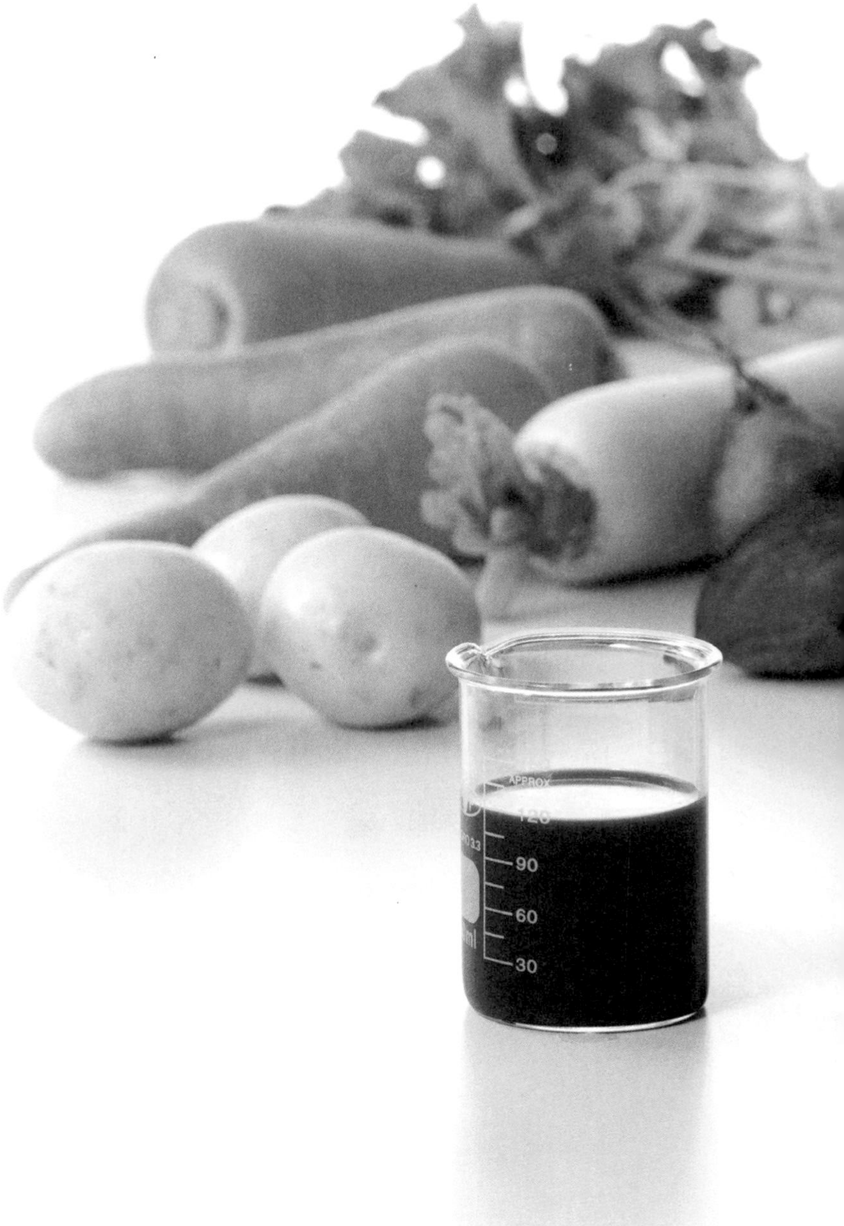

令人感動的見證與體驗心得

印尼鼻咽癌患者

姓名：高先生
年齡：四十九歲
職業：木材加工廠老闆

飲食療法前：一開始發生左右臉頰麻痺無感覺的症狀，醫師認為是顏面神經的問題，一直從這方面著手治療，卻無顯著效果，後來覺得鼻子怪怪的，去找耳鼻喉科的醫師檢查，才發現是鼻咽癌，而且腫瘤已達六公分大，必須立刻採取癌症治療的方向，因為印尼醫師束手無策，輾轉到新加坡尋求醫療，後來，經人介紹至台中某鼻咽癌名醫處就診，目前治療中。醫師計畫施行十次化療及七次放療，目前進行到第七次化療。

飲食療法後：化療帶來沒有食慾、便祕、全身虛弱的副作用。高先生向友人符老師求助，符老師建議飲用布魯士根莖汁、有機蘆薈汁，搭配咖啡大腸淨化，以減輕副作用。之後，高先生透過符老師安排，和我於7月23日在淡水無毒的家碰面。

我一見到高先生，看到他臉色紅潤、笑嘻嘻的模樣，根本不像一個病人，就開玩笑對他說：你哪裡有病？他身旁陪同的友人說：他化療後的前兩天，全身軟綿綿的，像個病人一樣，第三天之後至下一次化療為止（化療每週一次），就像個遊客，每天笑嘻嘻的到處去玩。我告訴他：放心吧，一切沒事。高先生很感謝符老師給他的自然療法建議。

鼻咽癌的背景：全世界鼻咽癌最多的地區是廣東省，確切原因尚未完全明朗，但咸信與當地傳統飲食習慣與先天基因有關係。高先生身處木材加工業，每天會接觸許多化學物質，加上長期居住印尼，受到印尼飲食生活所影響（請見94頁），所以醫師判定這是高先生年紀尚輕就罹患鼻咽癌的原因。

★王老師的話：

與癌細胞和平共處。高先生很清楚得到鼻咽癌的背景因素。我告訴他：你要感謝這個病，現在有許多派學者認為癌症是代人受過。也就是說，癌細胞匯集了人體中所有的毒素。如果毒素沒有匯集在這個腫瘤處，很可能就會擴散到全身，引起全身中毒，可能早就沒命了。高先生很同意我這個見解，欣然同意我以下的建議：

癌症是一種代謝障礙，是全身性的疾病，所以病患應尋求正統醫療，並搭配自然法則養生法（參考74頁），進行整體療法。

台灣唾液腺癌患者

姓名：陳先生
年齡：六十五歲
職業：財經顧問

飲食療法前：長時間的鼻腔不適，一直到頸部有腫塊出現，經過詳細檢查才確認是罹患唾液腺癌。經過開刀後，接著進行密集化療及放療。

飲食療法後：治療期間，完全沒有分泌唾液，失去味覺，食物在口腔中沒感覺，連吞嚥都有困難，非常痛苦，且造成消化不易，整個人急速消瘦。

陳先生向我尋求對策，我建議他飲用布魯士根莖汁搭配香菇菌絲體，並且在用餐時搭配消化酵素，一小口一小口的咀嚼。之後，他就很順利進行後續的治療過程。目前已康復並回到工作崗位。

★王老師的話：

陳先生當財經顧問前，曾任職銀行，常常需要應酬，更嗜好菸酒，生活習慣不佳，這很可能是他罹患這種癌症的原因之一。他是我的同事，聲音宏亮，跟人講話就像在吵架一樣。我每次都罵他講話怎麼這麼大聲，他都回以：這都怪你介紹我食療配方，我才有力氣跟你大吵啊！他一康復就馬上要求恢復工作，我常讚美他的旺盛鬥志，或許這是他恢復健康的主要原因。

台灣第一位進行四十二天斷食的體驗者

姓名：吳先生

年齡：現年五十八歲，斷食時年五十二歲

職業：養豬戶，閒暇時會協助友人搬運金字塔能量水

飲食療法前：有魚鱗癬、高血壓、偏頭痛的宿疾。他認為養豬的飼料有抗生素、生長荷爾蒙，親手拌飼料時有所影響。另外，他個人認定飼料提供與養豬殺生有關連，可能也是一種報應，他希望做四十二天斷食後能吃素（改邪歸正）。

飲食療法後：輔導老師為藕根香的范秀琴老師。斷食期間，每天五〇〇CC的布魯士根莖汁，分四次飲用，搭配每天二〇〇〇CC的金字塔能量水。斷食過程如下：

第一週——非常辛苦，咬緊牙根忍耐，目標是克服現有的疾病。我答應給他的獎勵是，當他完成四十二天斷食後將贈送一套名牌服飾。

第二週——皮膚上的鱗狀癬開始脫落，頭痛漸漸減輕，欣喜之餘，發願轉業及吃素。

快。

第三週——完全沒有飢餓感，感覺舒服而順利，就算工作搬運水時仍然覺得輕鬆愉

四十二天療程結束後，我就花了一萬五千多元購買名牌西裝一套贈送，並為他重拾健康感到高興。

★王老師的話：

小吳是台灣第一位使用布魯士配方進行四十二天斷食療程的人，當時我人在加拿大，就請我們這個行業的前輩范老師從旁協助，以她的愛心與專業，鼓勵小吳完成這件不可能的任務。他的成功案例給我很大的鼓舞，藉這個機會再度向范老師致上謝意。

從體弱多病變得健康活潑

姓名：楊小姐
年齡：四十九歲
職業：曾是「無毒的家」加盟店家，現為「地球人市集」

飲食療法前：心臟有先天性二尖瓣脫垂及後天性三尖瓣脫垂的問題，心室肥大，血壓長期在120-180，心跳每分鐘100下，容易喘不過氣，醫師曾建議，不能搭機，要過著節奏緩慢的生活，如果症狀未改善，可能需要開刀。她的飲食習慣非常不養生，每日吃白米飯、麵包；在作息方面也習慣不佳，長期台灣與大陸兩地奔波，壓力沈重，睡眠不規律，總是靠三合一咖啡提神。

飲食療法後：七年前加盟無毒的家，初次飲用布魯士五種根莖汁，持續約兩年後，開始不定期進行七天斷食及二十一天斷食，覺得身體情況改善許多，於是參加了公司舉辦的琉球養生之旅，行程中短途飛行並未對身體造成不適。之後，她還隨著公司到美國和加拿大參觀有機食品展，並且遠赴瑞士更進一步了解布魯士的根莖汁，身體一天天的恢復，已不是當初體弱而被醫師限制行動的狀況。於三年前參加西湖度假村的哥森布魯士半斷食營，初次體驗新谷式的咖啡大腸淨化，從那時開始，至今每日進行咖啡大腸淨化，覺得體力愈來愈好，甚至可以做些粗重工作。

楊小姐感言：現在已經不用擔心開刀這個問題，很感謝有機會加入無毒的家這個大家庭，不只在此接觸布魯士根莖汁，還了解許多有助身體健康的知識，徹底改善自己的健康與人生。

★王老師的話：

我第一次見到楊小姐的感覺是，她過去的生活與飲食習慣實在太糟糕了，身體也太虛，真的有辦法經營這種養生行業嗎？她大概察覺了我的心思，於是更下定決心徹底改善以前的生活習慣。想不到幾年後，她可以搭機出國了，到琉球參觀的行程中，晚宴上還跟大家拼酒、猛灌當地名酒泡盛。我們有時回想起這段都相對莞爾。

治好腸胃宿疾

姓名：曹又代

年齡：六十七歲

職業：家管，個性外向，從小習於勞力工作

飲食療法前：早上通常沒有胃口，只喝咖啡，這種習慣至少維持二十年。有一天上廁所時突然一陣暈眩，感覺快暈倒了，然後發現馬桶內的糞便為黑色，便立刻到附近的陽明醫院檢查。醫師判斷她是十二指腸出血，給予藥物治療。三天之後，她來找我要吉胃福適胃藥，我了解症狀之後馬上建議她每天搭配一二五CC的馬鈴薯汁及褐藻糖膠，一天早晚兩次。三天之後止血，未再吃藥。

飲食療法後：暫時戒咖啡，每天早上一小杯苦茶油，搭配咖啡大腸淨化。十二指腸的問題未再發作。

★王老師的話：

馬鈴薯汁搭配褐藻糖膠錠是我最喜歡的配方，有時候喝咖啡配甜點吃太多了，胃部感到不適，睡前一定是使用這劑處方。褐藻糖膠錠配馬鈴薯汁，先含在口中使膠質釋出後（這時口感滑滑的）再吞下。

進行四十二天斷食瘦身有成

姓名：李彥慧

年齡：五十一歲

職業：業務

飲食療法前：身體過於肥胖，想要瘦身。加上年齡已經近更年期，看到許多朋友在更年期出現許多疾病或不適（例如血壓高、膽固醇過高、失眠、盜汗、心悸、潮紅等等），為了讓自己能夠安然度過更年期，所以才選擇四十二天斷食排毒計畫以調整體質。

飲食療法後：四十二天斷食計畫如下——早上起床後喝一杯溫開水＋海鎂＋有機檸檬汁及保肝液，幫助肝臟排毒，接著吃一包香菇菌絲體，提升免疫力。每日的三餐就是布魯士根莖汁＋酵素液＋藍藻，這些食品含有豐富的礦物質、維生素與酵素，可以促進新陳代謝及穩定血糖。下午茶時刻，則喝一杯有機果汁來補充維生素與抗氧化物。睡前一小時，喝一杯發酵高麗菜汁＋植物精華纖維粉及益生菌，幫助排除體內宿便。

四十二天的斷食期間，雖然沒有吃固體東西，但每日仍能照常工作及作息。經過斷食之後，感覺身體變輕盈，口味變淡，負擔變少了，而且味覺變得比以前敏感，身體會選擇自己需要的食物，不會亂吃東西了。

★王老師的話：

李小姐斷食期間，我同時請她做血液檢查追蹤身體狀況，發現除了在最後幾日酮體指數出現紅字，其他一切正常。所以，在進行三週以上的長期斷食，一定要有專業老師在旁指導。

從保健食品講師到擁抱人群的自然療法顧問

姓名：郭湘榛

年齡：四十歲

職業：營養師，現爲有機自然飲食店店長

飲食療法前：原為保健食品公司企業內講師，是朝九晚五、週休二日的上班族，每天工作內容就是面對電腦，十分規律而平淡。因緣際會成為自然飲食療法專門店店長。

飲食療法後：每天早上九點開店，營業至晚上九點，一個人要負責店內所有工作——早上打電話訂購明日使用的食材，為店內的午間簡餐與便當做準備，到中午前大多在廚房忙著準備工作，中午十二點至下午兩點為店內用餐時間，是一天當中最忙碌的時候，客人陸續到來，既要忙著點餐送餐，還要回答客人詢問的健康保健問題，下午兩點至三點可以略做休息。下午三點一直到晚上打烊前，還得處理客人的自然療法諮詢工作。因為只有一個人打點店中事務，所以忙得焦頭爛額，一下班就累垮了。過去在當上班族時，從不像現在這般，迫不及待週日休息時間的到來。

不過，現在的生活很忙碌，但是每天跟客人互動，可以跟眾人分享健康的知識，又因為目前工作的需要，而接觸更多自然療法的相關新知。晚上睡覺時，因為白天很累，所以反而可以一覺到天亮，身體健康狀況比以前上班族時代進步許多。更因為現在從事的行業是與人分享健康喜悅的服務業，所以覺得心裡比之前更正面更踏實。更高興的是，每次遇到以前公司的同事友人，都會說自己氣色變得更好、人變得更有精神而活潑開朗。

每日保健方法：在早餐前飲用布魯士根莖汁一二五ＣＣ，搭配三十ＣＣ的濃熟奈米酵素液，為了提升免疫系統，還會另外加入三十ＣＣ的褐藻糖膠。這些每天早上飲用的保健食材，是讓自己在勞累的工作中仍能夠保持良好健康狀態的關鍵。

★王老師的話：

記得在七個月前第一次見到郭營養師，當時到她店裡吃午餐，覺得她的餐點不夠美味，而且在對客人專業諮詢、應對上顯得有些生硬。因為地緣關係，我常到這家店買便當或喝下午茶，比較有機會常與她聊天，觀察她與客人的互動，覺得她工作的狀況漸入佳境，而且整個人愈來愈容光煥發，就好奇的問她，如何一個月做那麼多的事情，從早上九點到晚上九點一人獨撐大局。她就與我分享她的每日保健方法，並且覺得自己從事健康相關的服務業，更讓以身做則，要讓客人能感受到她的積極與活力，最近剛好在寫這本書，就請她藉此機會與大家分享她的經驗。

重建身體健康

姓名：劉小姐

年齡：三十四歲

職業：中國亞力山大SPA總監

從事美容工作十幾年，因為工作忙碌，長期忽視正常的飲食和生活習慣，吃飯不定時，加上經常熬夜，臨睡前吃宵夜，一天喝不到兩杯水，二~三天才排便一次，嚴重便祕。我的身體開始出現了種種「亞健康」的問題：精神萎靡、失眠、腸胃不適等。後來因為出現便血去醫院檢查，診斷出腸道瘜肉和內痔。那時候才真正意識到身體健康亮紅燈了。

無意間看了一本書《誰偷了你的健康》，重新認識了飲食健康，書中介紹布魯士根莖汁斷食療法，可以幫助體內細胞排毒，因為自己的專業也對細胞學有涉獵，所以很好奇，原來喝根莖汁能排毒，我半信半疑的開始飲用布魯士根莖汁。每日早上空腹喝一二五CC，剛開始喝實在不適應，根菜泥土的氣息好濃喔！堅持喝了一周，發現每天都正常排便了，不再便血，身體感覺輕鬆，睡眠品質變好，我趕緊讓我家寶貝兒子喝，因為他也有嚴重的便祕。

一開始他很不習慣蔬菜汁的味道，還有喝完嘴巴紅紅的顏色，在我的「威脅利誘」下飲用，加上補充益生菌，不出三天，他的便祕情況也得到了改善。

從此，我對於有機的蔬果汁產生堅定的信心，再嘗試飲用美容肌膚的石榴汁、改善胃部不適的馬鈴薯汁、增進視力的藍莓汁，還有適合爸媽改善心血管的蔓越莓汁，長期困擾我的泌尿系統問題，也不藥而癒。加上我原本就服用有機純淨螺旋藻，經過一段時間的飲食調理，皮膚變得有光澤，煩心的痘痘也不再跑出來了；寶貝兒子的體質不再容易過敏，不會經常感冒了。此時真正體會到吃對食物真的很重要呀！

最近嘗試了咖啡大腸淨化，開始我的愛肝淨腸旅程。徹底覺醒好好愛自己和家人，進入重建健康身體的生活。

改善嚴重失眠及便祕

姓名：宋頌小姐

年齡：三十二歲

職業：培訓副總監，目前任職於中國亞力山大企業集團（北京）

飲食療法前：嚴重便祕、長痘、過敏、失眠、工作壓力大、容易水腫、身體較肥胖。一直以來最大的困擾就是便祕，嚴重時甚至四～五天才排便一次。平時喜愛吃肉類，蔬菜水果攝取很少，又沒有勤喝水的習慣，壓力與忙碌使長痘、便祕的狀況更形惡化。

飲食療法後：一開始，每天飲用布魯士根莖汁三〇〇CC，三天後便祕問題就大幅改善，基本上，喝完後的隔天早晨都能輕鬆正常排便。後來，連續飲用一個月，發現皮膚過敏的問題也改善，腿部的水腫消失，而且，連體重都減少兩公斤。從此，我就持續每日飲用根莖汁三〇〇CC，並且再也沒有發生便祕與長痘的現象。

連續飲用布魯士根莖汁五個月後，我開始搭配南非國寶茶、代謝酵素，每天用二〇〇〇CC的水泡一至兩包南非國寶茶全天飲用，每天睡覺前服用兩粒代謝酵素。連續三天後，發現失眠狀況改善許多，繼續服用一個月後再也沒有出現過敏和失眠。至今，我每天仍堅持飲用布魯士根莖汁搭配南非國寶茶、代謝酵素來保養身體。

中國克緹杭州楊氏店的真實體驗

我從事美容業，很注重保養和健康。人們常說「只有懶女人，沒有醜女人」，還有「二十歲的女人可以有天生麗質，三十歲的女人靠保養，四十歲之後的女人靠修養」。追隨健康美麗財富是女性的不老祕笈。我習慣每個月從繁忙的工作之餘抽出四～六天做身體保養和臉部護理。

我在克緹楊氏店護理有五年了，對他們的服務環境專業很認可。和楊建荷老師也成了很好的朋友，當時楊老師建議我喝布魯士，我先是品嘗了一杯，感覺有一種很濃的根菜的味道。抱著試試看的態度，按照美容師指導的每天喝五〇〇CC，第二天喝的時候，就有點適應了這種味道，之後我還是堅持了每天喝五〇〇CC，促進大腸蠕動改善了我的便祕現象，堵塞痘痘也好了很多。也改善了我的精神狀態、氣色和睡眠品質。

我朋友之前都是在凌晨三四點鐘才能夠入睡，睡眠品質一直都很差，臉上長滿了痘痘，在我的建議下，喝了布魯士配方後，睡眠狀態達到明顯的改善；臉上的痘痘配合護理後都消失了，朋友還與我分享工作中覺得精力旺盛，不會感到疲憊。布魯士的解毒排毒功效，改善我和朋友的身體健康狀態。

「斷食」讓我改善體質的親體驗

文 無毒的家 嘉義林森店 王冠茵

前因：我因為一次的「子宮外孕」且意外發現左右兩側卵巢各有數公分大的巧克力囊腫。緊急開刀結束了這次的不順利卻也造成卵巢及輸卵管受傷而排卵功能不佳，因此受孕的機率低而開始接受不孕症的治療。

在幾次中、西醫治療過程中，不僅面臨好幾次失敗的結果而且又診斷出因為幾次的藥物刺激而產生了自體免疫的問題（也就是免疫系統會攻擊我體內新生的胚胎細胞），體重也因為荷爾蒙失調而直線上升。在這麼多不樂觀的因素下，和先生討論後決定暫停所有藥物的刺激，讓身體休息，聽身體的聲音。前年跟著公司的營養考察團隊到日本接受鶴見隆史醫師自然療法的診治，在一個小時的診療中，除了血液正規的檢查，鶴見醫師詳細的詢問我平常的工作負擔、飲食作息、精神狀態之後，他沒開任何藥物，給了我一份漸進式的斷食計劃（每天五〇％生食及多攝取根莖類蔬果）及進行身體的溫熱療法促進新陳代謝（每天以黑醋浸泡下半身二十分鐘或坐遠紅外線三溫暖烤箱十五分鐘）。這個理念正與我們平常向顧客推廣的「有機人性化斷食健康法」不謀而合。

就這樣我開始調整生活重心與放慢步調。並徹底的進行一次為期十天的斷食療法，我知道唯有「斷食」才是讓身體徹底休息並排除體內殘留的毒素最好的辦法，也就是可以藉由「阻斷、體內環保、重建」而重整我的免疫系統。我的斷食方法如下：

減餐：第一～三天採用循序漸進的方式將三餐減量

起床：早上起床就先喝一杯二五〇CC溫水

早餐：一〇〇CC原味優格＋亞麻仁油十五CC＋少許新鮮水果

午晚餐：將平常餐量減半，隔天再減半，且一定食用一盤生菜沙拉，並搭配飲用酵素、布魯士根莖汁、有機螺旋藻。

全天飲用至少二〇〇〇CC好水，並坐遠紅外線三溫暖烤箱十五分鐘，大量排汗。

每天晚上睡前吃乳酸菌＋纖維＋消化果汁一〇〇CC，而且一定進行咖啡大腸淨化。

我的體驗：剛開始減餐下來因為食量一下減少，所以第一、二天會有比較明顯的肌餓感與口腹之慾，但因為我知道「斷食」是可以幫助我改變現況的好方法，所以很快就克服了。而且每天上廁所時發現排出來的便便比之前的量更多，顏色更深。再加上咖啡大腸淨化後把未清除的宿便也一起帶出好多。

斷食：第四～六天，完全只飲用流質食物：

起床：早上起床就先喝一杯二五〇CC 溫水

整天只要肚子餓就飲用酵素、布魯士配方根莖汁、有機螺旋藻或一碗熱的蔬菜湯。

整天飲用至少二〇〇〇CC好水，或安迪養生湯（紅棗+枸杞+黃耆）每天晚上睡前吃乳酸菌+纖維+消化果汁一〇〇CC且一定進行咖啡大腸淨化。

我的體驗：進到完全斷食時就沒有什麼口腹之慾了，而且不吃東西也不感覺肌餓，我想是因為每天補充的基礎營養素夠的關係，但是我的宿疾「偏頭痛」反而復發了，而且全身皮膚異常乾癢且長出好多紅疹。馬上請教營養師得知是因為之前的治療時體內積存大量的毒素經由皮膚產生的「好轉反應」，心理安心許多。還是繼續進行咖啡大腸淨化，發現便便少了，但排出一些浮在水面上深色的黏稠浮物，我想這就是積存較久的宿便。

復食：第七～十天，慢慢從流質食物漸進到的將三餐減量，起床：早上起床就先喝一杯二五〇CC溫水+五CC海鎂（補充礦物質）。

早餐： 五〇CC原味優格+亞麻仁油十五CC+ACE果汁五〇CC。

午晚餐：第一天只喝二〇〇CC燕麥奶，後來吃少量的五穀粥，第二天才漸進到吃少量的五穀粥+半碗生菜沙拉、並每天搭配飲用酵素、布魯士根莖汁、有機螺旋藻。

整天飲用至少二〇〇〇CC好水，或安迪養生湯。

每天晚上睡前吃乳酸菌＋纖維＋消化果汁一〇〇CC。

我的體驗：由於我知道「復食」是整個斷食過程中最重要的一環，所以我嚴格執行先進食少量流質的食物，到第二天才吃一些固體食物，身上的紅疹全退了，而且精神變好了。每天的排便正常而且顏色變淺，而且很順暢喔！

我的體重成功從六十三公斤降為五十七公斤，而且體脂肪也從三十三％降為二十六％，不僅讓身體重回輕盈健康狀態，而且膚質也變得更漂亮了。

結語

由於自己本身就是生機飲食的推廣者，所以非常贊同以『有機人性化斷食健康法』並搭配咖啡大腸淨化以保持健康的腸相，定期讓身體獲得一次完整的休息並將殘留在體內的毒害徹底排出體外，以達到重整健康的功能。

在將近一年的期間我也因為確實的飲食調整，暫時放下工作及生活的壓力，共進行了三次的『斷食』且同時搭配每天健走三十分鐘。我們在前年終於如願順利懷孕並擁有一個健康的有機寶寶了！

我不能說光靠『斷食』就讓我擺脫不孕，但可肯定的是，定期的『斷食』在我調整體質上發揮了很大的幫助，並讓我獲得金錢無法買到的健康體質。

圓型禿髮症不見了

32歲 南韓，京畿道久里市 Mr. Choi（崔先生）

我在上大學的時候開始產生圓形脫毛症的困擾，原本很活躍也愛交朋友的個性，因為這個毛病而變得怕人際關係，也失去不少自信。不敢交女朋友，只是有過一些單戀，圓形脫毛症給我帶來了實在太大的影響了。

醫生說，原因是考試和上課產生的壓力，為了克服這個毛病，我幾乎什麼都試過，生髮劑、類固醇、中藥、按摩、洋蔥洗髮精等等，但沒有得到顯著的改善。

隨著時間過去，圓形脫毛症一天比一天嚴重，甚至患部越來越多，到了我結婚典禮的那一天，我還是沒有辦法離開這個毛病。

就這樣，過了很多年，各種治療也是斷斷續續的，圓形脫毛症就變成常態。從前幾年前開始，我常常覺得很疲倦。

在美容中心工作的老婆，有一天介紹我喝一種稱為布魯士配方的根莖汁，說：「這個根莖汁有自然療法背景，能淨化細胞，說不定可以減輕你的疲勞」。

我每天早晚都喝一二五CC的布魯士根莖汁。覺得很神奇，喝了五～六天，我感覺一點都不疲勞，恢復了活力，慢性疲勞症狀都消失了。

過了不久更神奇的一件大事情發生了。

大約喝了兩個月布魯士的時候，有一天，我發現在圓形脫毛症患部再度長出又黑又粗又多的頭髮，先前患部的毛髮都稀稀疏疏的，怎長出一般的頭髮來了？這件事情太神奇了。

周圍朋友們同事們都很驚訝，問我：「你到底用了些什麼祕方？」

喝布魯士約四個月的時候，毛病部位的頭髮完全恢復正常的原型了。

但我疏忽了一件事情。

喝了六個月以後，中止喝六個月，發現圓形脫毛症再度發生，我再馬上開始再喝。

現在我的頭髮則是完全正常，克服了讓我受苦十年多的毛病，也敢建立新的人際關係，不怕接觸人了。

聽說圓形脫毛症的主要原因是自律神經系統失衡和免疫力減退，我認為布魯士根莖汁改善了我這兩個方面的問題。

布魯士配方對皮膚的自然療法親身體驗

劉慧文（Wendy Liu） 無毒的家美國加拿大區營養顧問

經過一段疲勞且壓力很大的工作後，終於我患了重感冒。可怕的是這個重感冒竟讓原本就會些許敏感的皮膚長滿疹子，尤其是淋巴腺體附近肌膚長的更是密密麻麻。原本想過幾天應該自己就會好，沒有想到幾天後長的更嚴重。這些疹子困擾我數月之久，我的皮膚專科醫生建議我，使用西藥來控制發疹細胞的DNA，讓它不繼續擴散，但使用一段時間之後，仍無法痊癒。當時的我簡直是對西藥徹底失望，我想我真得用藥一直到我老死為止嗎？

我真不想被西藥給毒死，在我的書架 有上百本關於自然療法的書籍，我用了三天來研究幾本和我病情有關的書本，最後我選中了布魯士斷食療法，其中一篇介紹皮膚病的治療方法。

我先下定決心用二十一天的斷食法。每天分次飲用布魯士蔬菜汁加濃熟奈米酵素及益生菌，再加上書中介紹的鼠尾草茶來活化腺體細胞及擦拭皮膚，每天睡前再實行咖啡大腸淨化。三天後，我看到我的肌膚進步了將近三〇％。真是太神奇了！ 原本只想抱著姑且一試，就算皮膚沒好，至少也是體內環保，再接下來的時間又搭配老鶴茶、薄荷茶及腎臟茶，在十四天內皮膚竟好了九五％！日後陸陸續續靠布魯士根莖汁再強壯自己的免疫系統，目前已經達到痊癒的效果。

我要感謝布魯士先生在多年以前研究和實踐，總結出來的布魯士配方。同時，要感謝無毒的家創始人王康裕藥師把歐洲布魯士根莖汁的神奇療效介紹給華人世界，讓我們終身受益。

來自新加坡的體驗

新加坡劉心宇 《誰偷了你的健康》作者

欣聞王康裕老師要寫一本有關「布魯士根莖汁」的書，非常高興。還記得七、八年前，當我在新加坡第一次接觸到這種根莖汁時，直覺告訴我不但要喝它，同時還要積極地推廣它，五種具有能量的有機根莖蔬菜，在布魯士的巧妙搭配下發揮了神奇的功效。這再一次告訴我們，大自然的一切，如果使用得當，會產生不可思議的效果；若使用不當，就會害人害己。當時，我正在編寫《誰偷了你的健康》。在寫書的過程中，漸漸認識到在城市生活的人，營養很難取得均衡，大多數人的體質都有變酸的趨向，而酸性的體質正是種種慢性病的導因。

布魯士根莖汁是由五種五色根莖蔬菜組成，其中所含的礦物質及微量元素 對中和偏酸體質必定會起著非常大的反應。這也是為什麼，體質偏酸的人（大量吃肉、喝酒、熬夜及不吃蔬菜的人）在喝下第一口偏鹼性的布魯士根莖汁時，會出現很大的反應，包括嘔吐、發熱及徹夜精神奕奕，不能入眠的現象。

我就曾經看到一位大約五十多歲的婦人，在飲用布魯士根莖汁的隔天跑來找我。她滿臉通紅、汗流浹背。可是，她是身處冷氣房中！

我也碰過一位賣海南雞飯的女業主，大約是五十開外的人。第一次，她來找我時，她說：「我睡不著，而醫生又不給我吃安眠藥！」「為什麼不給藥？」我問。她說：「吃太多了，小劑量無效，大劑量醫生不敢給，因為危險會要命！」她嘗試了各種方法，各種補充品都不能協助她入眠。我隨手給她一瓶布魯士根莖汁。第二天她又要了一箱。當時已經要過年了，所以也沒有注意到這件事，直到除夕午夜，我的行動電話響了。一聽之下，原來又是那位女士，她開頭一句話就是：「我又睡不著了，因為根莖汁沒有了。」於是，第二天一早，我提了一箱布魯士根莖汁去給她拜年。

這支根莖汁的安眠效果是非常顯著的。有些失眠的朋友剛開始使用這支根莖汁時，前幾天可能更加睡不著，這可是身體的調整反應。布魯士根莖汁有歐洲精力湯的美稱，主要是五色五味的生汁，能夠入五臟、滲透到身體各個部位的細胞，對臟腑有調節的作用。為什麼臟腑要進行調節，這同生活起居、飲食習慣所導致的失衡有關。所謂調整就是要把不均衡的調至均衡。這個過程需要時間，所以，朋友們，當你吃對東西、做對事的時候，必然也會引起身體進行調節的現象，所以不需要驚慌！

當這樣均衡偏鹼性的生汁進入血脈、細胞間液之後，就無疑給每個細胞的生產能量及代謝機制注入一股強大的動力，讓每個細胞都生氣勃勃的活化起來。當每個細胞的生產能量及代謝機制都處於最佳狀態時，你就會在做事的時候精神奕奕、不論體力和腦力都分外充沛；而在應該睡眠休息時，又能放鬆而安枕無憂。為什麼？當腦細胞缺氧時，它們都是憋著沒辦法放鬆的，神經細胞也不能放鬆，它們都緊繃著，那你又怎能睡的著呢？

還記得幾個月前，一位英國婦女來找我，說她的先生是做石油生意的，需要一直赴國外出差。他有一個問題就是長期沒法安睡。我隨手也給她一瓶布魯士根莖汁。第二天大早，我就接到她的電話。電話一接通，她就在電話的另一端興奮地講了許多話，我還記得其中一句話是：「I do not know what did you give to my husband，but he slept like a baby last night。」大意就是：「我不曉得你給了我丈夫些什麼，他昨晚睡得好像嬰孩那樣。」所以，不能入睡的朋友，不妨一試吧。

當然，布魯士根莖汁的功效不只於此。

在打理另一家店的大妹告訴我，她有好幾位正在接受化療的朋友都在使用布魯士根莖汁。因為他們發現飲用過後，再接受化療，頭髮不會掉，精神也比較好。這些朋友是怎樣使用布魯士根莖汁的呢？大妹說，他們通常是在化療前一個星期就開始飲用布魯士根莖汁，每天兩次到三次，每次大約是一二五CC。

另一位七十多歲的阿嬤，長期都遭到糖尿病、紅斑性狼瘡、高血壓和關節炎的困擾，其中一個膝蓋已經動過手術。由於長期吃大量的西藥，身體已經出現不勝負荷的現象。她女兒每天以這種方式給她喝布魯士根莖汁：自製優格三〇〇CC加入一湯匙的Udo's 369冷壓油，攪拌均勻過後，再加入根莖汁八十CC。有時由於工作忙碌，而忽略了讓母親喝這個配方一兩個星期，母親就會開始出現體力不支，容易疲勞的跡象。所以說這支根莖汁是細胞的糧食，是精力的源泉，一點也不誇張。

布魯士根莖汁最強效的用法是四十二天斷食療法。這些年來，我們已經協助不少朋友順利完成這個嚴苛的斷食療程。這個療法是根據《布魯士蔬菜汁癌症（斷食）療法》一書進行的。這些朋友大多數都處於不同癌症發病的階段。他們在療程之後的狀況都有不同程度的改進，可惜的是有些朋友由於起步過遲，還是在抗癌過程去世了。

一般上，在經過斷食後，病患的抵抗力和精神都提升了。有一位患腦瘤的朋友就告訴我，斷食後他變得更加年輕、體重也減輕了，當周圍家人都感冒時，他卻沒事。他欣喜的說，早就應該斷食了。也有一位八十多歲的馬來婆婆，她來時臉色是死灰色的。她的兒子和女兒告訴我她的肺癌已經進入第四期，醫生說不用動手術了。不過，他們在一位自然療法醫生的推薦下來找我，並且也決定要做四十二天的斷食。他們為了鼓勵老媽媽，都願意跟她一起斷食。幾個月後，我只看到她的兒子和女兒，他們都越來越苗條，氣色也越來越好看，不過老媽一直都沒有再出現。直到大約9個月後的某一天，其中一名兒子又前來跟我買些東西。閒聊時，他突然問道：「你還記得我母親嗎？」通常我們都很擔心看到或聽到原本活脫脫的人，突然間就「不見了」的消息。所以，我之前的好幾個月一直都不想問這個問題。可是，他卻開口了。我心 有一種不祥的感覺，差一點就想開口說「節哀順變」了。可是，他卻說：「她完全康復了。」醫生在她的身上找不到任何患癌的指標！現在，全家人都在積極地向在中東國家的親朋戚友宣說斷食療法及飲食調整的功效！

我時常跟友人說，在探索健康的路途上，至今已經將近十年了，對我的生活與健康起著最大衝擊及影響的物質只有幾種，其中我能夠不假思索就推薦的就只有一種，那就是布魯士根莖汁。而且，我家中的冰箱中經常都有它的蹤跡！

預祝王老師這本書大賣，各位讀者有福了！

健康需要投資、健康需要用心經營

新竹市婦女社區大學 佛光山人間大學 自然法則 講師 王明勇

談到使用「布魯士配方根莖汁」這十多年來，不論是自己或親朋好友、學生們有太多的難忘經驗及見證可以跟大家分享，其中印象最深的是親自去一趟德國的哥森—布魯士自然斷食療養中心。

懷著非常感恩及興奮的心情、在推廣運用布魯士先生斷食自然療法這麼多年來，今年終於有機會到德國自然斷食療養中心親身體驗排毒療程，並且學習更具歷史（道地）的方法以及交流我們的台灣經驗。地點在德國中部的一個傳統小鎮（漢木敦），大約離法蘭克福機場有三小時車程。我們透過友人Roger的協助順利到達，布魯士自然斷食療養中心在小鎮較偏遠的山坡森林裡，風景非常美麗。

坦白說，我們習慣都市生活來到這樣的環境，實在有一點害怕（這時候才知道原來過寧靜的生活也須要勇氣）第一天下午，自然療法專家諾貝爾先生就針對我們個人做健康諮詢，包括身高、體重、血壓、心跳、血液還有體脂做總檢查，並對個人身體問題做一對一的問診，最後諾貝爾先生給我們每個人一份自己的菜單，本次採用布魯士先生及哥森博士的綜合療法，當晚就開始了斷食排毒之旅。

第二天之後的每個清早，諾貝爾老師帶領我們一行人（約十一位）到後山森林裡去散步。我們的成員中有八十幾歲的祖母，糖尿病患者，癌症患者等不同疾病患者，每天步行四公里（約一小時），心跳每分鐘達到110～120下左右，這樣才是達到強化心肺呼吸功能的有氧運動。以往在台灣必須特地去接觸大自然，但是在這裡的一切卻是如此自然，尤其在森林裡感受更是悠然自在，第一次在生命中感覺秋天是如此美麗，呼吸到好乾淨好新鮮的空氣，頓悟到人如果能處在當下的滿足，那又有何壓力及煩惱？心中只有無限寬大、包容和愛，原來自然療法身心靈的排毒，是著實自然的全面兼具，本次的經驗交流中有許多值得與各位朋友分享。

布魯士所倡導的根莖汁斷食法期間，只有飲用有機根莖蔬菜汁（布魯士配方）及藥草茶，並搭配自製洋蔥湯及海鹽蔬菜粉少許（保暖作用）。在疾病的改善過程中較為嚴格，所以我們以保健、調整體質的角度，增加哥森博士的綜合療法，食用有機蔬菜水果沙拉、控制動物性的脂肪及蛋白質、盡量攝取完整的食物、控制鹽份的攝取及自然排毒（包括咖啡大腸淨化）。此法較為溫和不會有饑餓感。可長期的調理，也才能充分的自體燃燒達到完整的新陳代謝、改善體質，一般人也比較能勝任。

從起床後的第一杯含有礦物質的水開始、體質就已經開始改變了，從尿液的酸鹼度就可看出端倪，因為傳統的飲食下，造成一般人普遍脂肪、蛋白質、碳水化合物過剩，進而造成酸性體質，也是疾病的源頭。

減食及復食期的早餐建議以有機小米、燕麥熬粥加水果，午晚餐除了布魯士根莖汁、胡蘿蔔汁及草本茶之外，建議以有機根莖類蔬菜、瓜果、大紅豆、德國有機酸菜等十多種材料作成沙拉細嚼慢咽，值得一提的是，德國有機酸菜特別對消化排泄有幫助，跟台灣傳統的沙拉有明顯的差異是，葉菜及芽菜的使用量明顯減少很多，而以有機根莖類蔬菜、瓜果為主，其實跟東方人講究陰陽及寒躁是殊途同歸。

另外，還有一碗洋蔥熱湯加上切碎的新鮮洋蔥、大蒜及茴香，搭配少許綜合蔬菜粉，我發現因為有這碗湯，讓我第一次在這麼冷的天氣下（攝氏六～十五度）作斷食療法都不會覺得身體虛寒，即使每天都吃生冷的沙拉及蔬菜汁，我們的同學（八十幾歲的祖母）也是臉色紅潤、神清氣爽。

其他時間，大量飲用各種草本茶約二〇〇〇～三〇〇〇CC，睡前吃一湯匙活性碳粉，類似我們使用纖維粉一樣可以吸附體內毒素，兩天下來我發現尿液鹼性慢慢增加，但是我腰痛的宿疾也發作了。於是我請教諾貝爾先生，他解釋在療程的前三週，身體的狀況會起起落落，持續三週以後身體就會穩定好轉，這就是我們所說的好轉反應。他為了幫助我減輕疼痛，在患部採取指壓按摩及熱敷，並在晨跑時加強腰部肌肉，往後幾天疼痛的情形真的改善許多，因為我們知道這種瞑眩反應在布魯士療程中有可能發生，所以內心並不恐懼，反而是更勇敢去面對。

在療程的第六天我們搭配實施大腸水療這項自然療法，過程中經過專業水療師的說明及腹部按摩之後，眼睜睜看見腸內宿便的排除令人難以相信，結束療程後，發現肚子輕飄飄且軟綿綿真是舒服，所以腸道乾淨是健康的基礎、宿便乃為萬病之源。第七天再搭配實施有機咖啡大腸淨化這項自然療法，將特殊處理的咖啡汁藉由點滴的方式進入大腸及直腸持續二十至三十分鐘，諾貝爾先生向我們說明此療法有助於改善肝臟排毒功能，平時可以自行在家進行，不像大腸水療需要專業人員及機器，甚至癌症病人也可以此療法來減輕疼痛。

結束所有療程後，大家都感覺身體輕鬆自在許多、精神活力也非常好，這時才發現來到這麼遠的地方竟然沒感覺到有時差不舒服的情形，太太開玩笑的說作完這麼完整的布魯士、哥森綜合自然療法感覺好像可以多活十年，看過中心這幾十年的成功病歷，讓我更堅信自然療法的力量。在這裡，自然可以這麼平衡及和諧，其實健康也可以是如此，生命就是因為越來越多違反自然的情形產生而蒙上陰影，你我的健康也是如此。

「自然是最好的醫生、食物是最好的藥方」這個觀念恆久不變，在這裡讓我有更深切的體會。

在無毒的家及社區大學常跟學員分享「健康需要投資、健康需要用心經營」，藉由這篇心得與大家分享共勉之。

★王老師的話：

難忘的德國小鎮

我跟王明勇老師最津津樂道的事，是二〇〇六年秋天，我們四人前往哥森布魯士斷食營一週所發生的事。那是在德國一個具有恬靜景緻的小鎮，斷食營位於小鎮的郊外，每天下午休息時間，我們會偷偷溜出斷食營，搭計程車前往小鎮上的一家咖啡館，喝咖啡配甜點。

我和明勇老師都嗜好甜點，斷食期間進食很少，所以覺得甜點特別美味，那幾天的甜味至今我們都還記得。享受完下午的咖啡之後，就四處去閒逛，最忘不了的就當地的小橋流水，回到斷食營裡，見到那些「守法」的同伴，覺得有點不好意思。

在小鎮裡，有機會前往當地的療養院二次，體驗到機械式的大腸水療療程，效果很好，可是價格昂貴，一次療程折合台幣四千元左右，同時，我在斷食營體驗第一次的咖啡大腸淨化，躺在床上進行溫和式的咖啡灌腸，發現這比機械式的大腸水療舒服，效果沒有兩樣。做完後馬上跟明勇老師說：好爽！後來明勇老師也嘗試了。從此，我們直到今日都持續著這個「很爽」的療程。

這一次的斷食營，我們兩人的收穫都值回票價。我對哥森及布魯士的養生之道有更進一步的了解，我們兩人也不知不覺變成咖啡達人。

布魯士根莖汁斷食體驗分享

自然法則 涂秀菊

回首算算今年是踏入自然有機食品這個行業第十一個年頭，一開始只是當成工作，並不是十分投入。十二年前，台灣的有機食品市場也尚未成熟，所以推廣工作做起來也格外辛苦，許多經過國外認證的有機食品卻很難被台灣民眾接受。當然，有幸在我入門時有一位好導師，因為有他對推廣有機市場的熱情，所以在民國八十九年有機會第一次接觸布魯士根莖汁。

哇！這是什麼紅色蔬菜汁？入口後感受到濃厚的特殊根莖味，與之前接觸的蔬果汁截然不同。更特別的是，背後還有一個動人的故事——奧地利自然療法師布魯士先生，以這根莖汁斷食法治癒許多重大疾病患者。這讓我深感好奇，也深深思考：從出生到現在，我是否有機會讓身體器官休息過呢？所以，我在民國八十九年九月進行第一次為期九天的「布魯士根莖汁斷食法」。第一至第三天先減食，三餐飯前都先飲用布魯士根莖汁；第四至第六天進入全斷食，整天以根莖汁為主，搭配草本茶及藍藻；第七至第九天再慢慢復食，三餐飯前都先飲用根莖汁。

原本擔心斷食期間會很飢餓、工作四肢無力，但是完全沒有產生這些現象，反而精神更好、思緒更敏銳，絲毫沒有體力不濟的狀況，清楚感覺到身體到底是餓還是嘴饞的生理反應。另外，沒有用餐似乎讓一天的時間突然變多了，相對體重還減輕五公斤，真是太好了！

這次讓我獲得很難忘的經驗，於是我這十年來不間斷以「布魯士根莖汁斷食法」做為養生之道，無論是三次的剖腹生產坐月子期間，還是長期困擾我的偏頭痛，都是使用這個方法補身並達到改善。進一步的，我在民國九十四年遠赴德國，參加十天斷食營。我傾聽身體的聲音，這種斷食排毒法可以讓生命獲得更好的延續，或許不是每個人都能接受斷食，但是布魯士配方卻能讓我們在生活中輕易照顧到全家人健康。

將工作融合為生活，這一切我想是因為這方法方便、簡單、安全並且自然，感謝所有熱衷推廣堅持的朋友，俗話說：好東西要跟好朋友分享！我也願意將這份感動分享給大家。

★王老師的話：

我習慣稱涂小姐為小茹，她是我的開心果，有什麼煩惱只跟她說，她都可以輕鬆替我解決。回想到她當時剛從服飾業轉到這個行業時，她曾在懷孕時端著盤子爬樓梯時，痛哭說：「我怎麼會這麼苦命！」想不到她在接觸布魯士配方後，開始感受到這個行業的美好，而人也變得更加樂觀，到現在，變成當我覺得不如意時，她會反過來鼓勵我，真是令人開心的轉變。

安全有效的布魯士根莖汁斷食

自然法則 涂淑芬

十多年前，王康裕藥師推薦布魯士根莖汁給我。當時人們印象中的蔬果汁，應該是坊間的現打木瓜牛奶或是西瓜汁之類的，沒想到這款居然是地底下的根菜搾出的根莖汁！尤其是，我自己是地中海型貧血加上C型肝炎的患者，要我相信它可以用來斷食而且對於正常人、慢性病患甚至癌症病患都有神奇的療效，更讓人不解。不過，還好王藥師夫婦曾親身到德國哥森－布魯士斷食營，他們對眾人分享全程的經驗，讓我更加了解這種紅色的根莖汁，也開啟了我人生之中的斷食之旅。

我是一個很乖的學生，經王藥師的指導，每天早上是優格加亞麻仁油，三餐喝根莖汁加藍藻，睡前則是服用益生菌，搭配每天的咖啡大腸淨化……每天的流程都照表操課，所以我從一天斷食、三天斷食、五天斷食的短天數斷食，循序漸進到七天斷食、十二天斷食等長期斷食療程，讓我身體慢慢改善，而且每次的感覺都不同。

尤其是最近的一次，我進行了二十一天的全斷食，本來以為自己經驗很豐富了，卻遭遇前所未有的難題。通常，全斷食不偷吃到了第三天就會全身舒暢、頭腦清析，但我卻出現肩頸僵硬的現象，頭痛欲裂，感覺糟透了，趕快聯絡王藥師討論了許久，才發覺原來最近天氣熱我用了冷水洗頭。喔！天啊！原來溫熱的觀念在斷食之中更重要，改正後整個人狀況就一直很好。最後，持續全斷食二十一天後，整個人瘦了七公斤，全身卻是就像年輕了十歲，因應王藥師的提醒，還特地做了血液健康檢查，我的各項肝功能都正常，血紅素也有11.9，（正常人約12~16）可見得，運用布魯士根莖汁斷食，的確安全又有效。

★王老師的話：

淑芬是我的學生中最聽話、也是最認真的，她上課時勤做筆記、從不遲到，回家後還會做功課，所以算是我們這個行業中專業常識最豐富的人之一。一旦她認同某個理念是正確的，就會努力執行，並且樂於與人分享心得。這次她進行二十一天的斷食療程，過程中常常打電話跟我討論，當她結束斷食後，我就迫不及待想看看她的成果，她果然在斷食結束後變得亮麗而神采奕奕，我恭喜她丟掉了七公斤的贅肉，由此也可以知道她的執行力有多強。今年過年時，她打電話來致謝，謝謝我介紹布魯士根莖汁與咖啡大腸淨化的健康法。我忍不住笑道，新年怎麼不說些吉利的賀辭，而是提咖啡大腸淨化。她回答說，因為她家中的大腸癌的家族病史，過去總有一點這方面的陰影存在，自從進行布魯士根莖汁斷食與咖啡大腸淨化等腸道淨化的療程後，全家人都覺得安心許多，彷彿擺脫了大腸癌的威脅。說實在的，我常常接到親朋好友打來、跟她一樣的致謝電話，但她這番話讓我心中像是有一道暖流流過，覺得非常窩心。

和布魯士的一次親密接觸

我是中國溫州克緹假日店的會員王佳雅，今年二十七歲。五個月前宣芹店長向我推薦布魯士配方，並介紹了它的成分，都是有很好的保健效果，這令我很心動，因為以前我曾得過卵巢囊腫和乳腺纖維瘤，雖然已經治癒，但是內心產生了抹不去陰影。很害怕哪天會復發，當時店長推薦的時候，我也是上網查了很多這方面的資料，便開始嘗試。

從決定喝布魯士開始至今，不到五個月，感受和變化卻令自己驚歎。膚色沒有以前暗黃，以前不時冒出的大痘小痘也不怎麼長了。

最大的收穫是後期配合著店長推薦的有機斷食療法：剛開始斷食時，很容易飢餓。到下班時間餓得不行，後來實在受不了，中午就猛灌布魯士，或者下午再補充一次螺旋藻，就沒問題了。完全斷食的當天腸胃負擔明顯比吃的日子輕鬆很多，進而覺得整個人都輕盈很多，非常舒服。因為很享受，從靠意志力斷食，到盼望斷食。我的心情、健康都得到了很大的改善，一個人想要克制並且能夠克制自己的欲望，感覺真好。

最讓我驚訝的是，才體驗了這麼短時間的斷食，我竟然變得不愛吃肉了，這對於曾無肉不歡的我，絕對是人生中重要的轉變，完全出乎我的預料。

那是段美好的時光，美好的開始。我不僅減輕三公斤體重，而且能從這種節制的飲食中獲得輕鬆幸福的感覺。這種感覺對於我來說是非常陌生的，至少從未從食物中獲得過，因為在那之前我從未喝過布魯士和斷食，大量溫暖的食物是我悲傷時最好的慰藉。我想，一個飲食行為不良的人，他的內心一定有一些需要醫治的傷口，即使他表面看起來很快樂。

從來沒想到，在生命旅程中會從某個時刻開始嘗試斷食，也沒想到這麼快愛上斷食，彷彿某種神祕慈悲力量在推動我開始逆流而上，我滿心感謝！

布魯士根莖汁點亮我生命中的燈火

無毒的家和平門市部營養師　李琬菁

我懷孕了，用著既高興，又幸福，又感激的口氣跟王藥師分享我的喜悅。電話中，王藥師以調侃的口吻跟我說：「現在妳得承認Gary是妳生命中的貴人囉！」。但在我跟Gary的心中，「王藥師」才是我們最要感激的大貴人——是他教我們用布魯士根莖汁斷食法及咖啡大腸淨化來調整體質。

第一次喝布魯士的感想是：怎麼有這麼難喝的蔬菜汁啊！也因這樣常常只喝一杯後就把根莖汁擱到冰箱。這樣大概過了一年多，因身體的狀況越來越差，頭痛越來越頻繁，身體的酸痛也是不到兩三天就發作，這時剛好因Gary的關係，認識無毒的家的創辦人王藥師。他第一次見面時就很委婉的告訴我，營養師不但要有專業知識，作為門面的外表也非常重要，當時我很認同他的話，感覺非常的丟臉，正好身體的狀況也不好，營養師

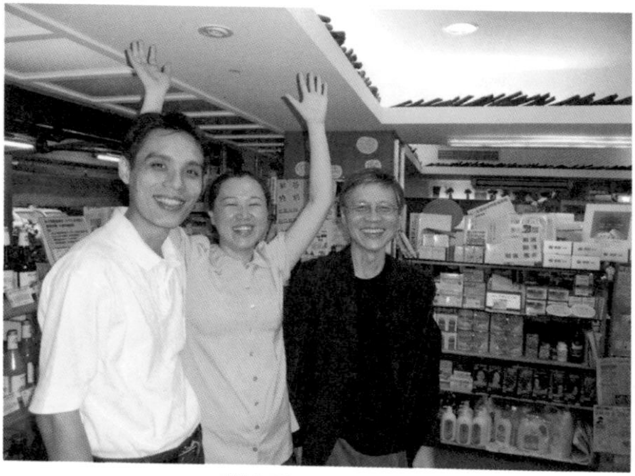

我懷孕了

Gary就再一次建議我，藉由斷食來調整體質順便減肥。我心想，反正月經不順十多年，國內中西醫都看過，也都沒改善，不如來試試，於是我第一次嘗試斷食。

自從嘗試斷食後這些情形都沒有了，不僅如此，連精神、氣色也都一直很好。但因自己本身是位營養師，因此曾懷疑自己要受孕可能會有點困難。所以才會在結婚一年多了卻遲遲沒懷孕，失望之餘，跟我一樣身為營養師的Gary就建議說：我們用王藥師提倡的巴德維配方跟溫熱療法來試試看。

嘗試期間我們星期一到星期六會一起吃巴德維配方，但假日我還是維持布魯士半斷食，原本計畫用半年的時間來嚐試，真的很神奇，我們吃這個配方不到三個月，我就懷孕了，而且連母體都很健康，產檢八週醫生就給我媽媽手冊，一般醫生都要到十二週確定才會給的。我目前已懷孕快四個月囉，小腹微凸，卻沒變胖喔。真的很感激王藥師把這些自然的療法經由本書發揚光大，只要親身體驗真的會有意想不到的健康成果，相信每個人都做得到。

另外，我以實驗的精神，採科學的方法證實布魯士根莖汁含豐富礦物質，能使燈泡發亮喔，所以我要讚揚布魯士點亮我的生命。

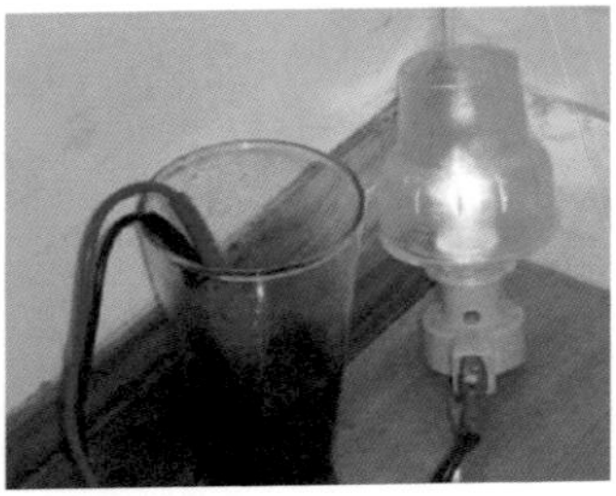

DIY導電器：利用溶液內帶(+)的礦物質及(-)的礦物質交流產生電源使燈發亮。

★王老師的話：

第一次跟李營養師見面時，不由得想起似乎常看到外表沒有說服力的營養師在媒體上高談闊論的畫面，我就以長輩的口氣率直的跟她說：「你要從事這個行業，應該要以身作則。」她也很聽話，就聽從男友Gary的建議。隔了幾週再見到她，覺得她好像變了個人似的。她很高興的跟我分享布魯士配方搭配咖啡大腸淨化的效果，結論是「好爽」兩個字。之後，我常以這兩個字跟她開玩笑，並且鼓勵她繼續做個好榜樣。

歐美網友的五星級見證與體驗

在歐美國家，有關布魯士根莖汁的使用者論壇很多，在此提供網址，有興趣的讀者可以上網瀏覽。http://able2know.org/topic/19819-1

附錄
歐式精力湯的緣由
王康裕藥學專家v.s謝明哲營養博士

大約十年前，生冷的精力湯與苜蓿芽手捲在生機飲食界相當流行，但有許多消費者在養成這種習慣後反而產生手腳冰冷的現象。我的一名日本友人曾好奇的問我精力湯的英文為何，我就回答「energy juice」。對方聽了這答案後表情有些奇怪，他大概是覺得這麼生冷的食物何來能量（energy）吧。我請教營養學博士謝明哲，現在流行的精力湯是否可說是「energy juice」。謝博士就大笑說：「這種生冷的食物怎麼會有能量呢？」你在推廣的布魯士五種根莖汁才是真正的「energy juice」。這就是布魯士五種根莖汁稱為「歐式精力湯」的由來。他並且還建議，如果再添加葡萄汁、蘋果汁、無花果汁及黑莓汁這四種具消化功能的果汁，就能夠達到天天九蔬果的目標了。

後記

在寫稿期間，每天都與編輯工作到下午六時，因此常常就在附近的餐廳吃晚餐，不知不覺中也成了外食族。現在的餐廳很流行吃到飽的形式，坦白說，口味都很美味、菜色豐富，價格也不貴，怪不得愈來愈多人都不回家吃晚餐。

外食感覺上口味太重，當然美味，只是違背自己的養生理念，還好回家後，立刻喝下一二五CC的布魯士根莖汁，聊以自慰，並深深感嘆今日的生活習慣中阻毒實在不易，只好在解毒及排毒上多下工夫。（註：外食後，我常會觀察自己小便的顏色與味道，通常比平時顏色濃、味道重，因此第二天早上一定要補足水分及做好體內淨化。）

為了收集布魯士根莖汁的使用見證，這段期間，我也趁機拜訪了許多昔日戰友。彼此都會聊起在萊茵河畔有機農場的實習經過，看到當時的留影，往日情景歷歷在目，最難忘的是萊茵河畔的餐廳及農場附近山上的星光晚會。有緣接觸到布魯士根菜配方，實在太幸運了，大家都由衷希望能珍惜大地賜給我們的恩惠。

每天飲用一二五CC的布魯士根莖汁是養生的基本，斷食不是什麼都不吃，而是體驗少食就是福，藉少食的機會淨化身心，因此，我喜歡稱此為「軟性斷食」或「人性化斷食」。大家可以依據自己的需要及能力，進行不勉強自己的節食。斷食期間，許多人會補充螺旋藻、啤酒酵母、布魯士根莖汁加亞麻仁籽油，搭配一點水果、沙拉或自製優格，這些都是很好構想。

不用刀的手術或不吃藥的生活，是一種養生的目標及概念，本書並非抵制傳統醫學的治療，我也是經過正統醫學院的教育，一輩子從事醫藥工作，還經常以「藥王」自豪（我真的很會賣藥），也會定期到醫院做例行檢查，身邊有不少醫藥界的好朋友。套句濟陽醫師的話「希望以自然療法為主，醫藥為輔，過著不吃藥的生活」。

最後感謝鼓勵我出書的親朋好友，讓我們遵循自然法則，珍惜天地賜予的恩典，過著具幸福感的生活。

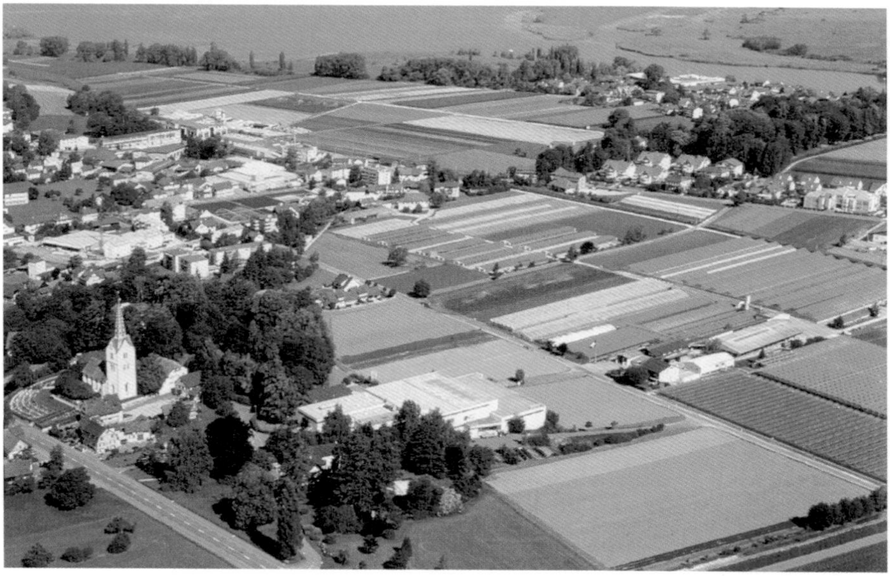

萊茵河畔的有機農場

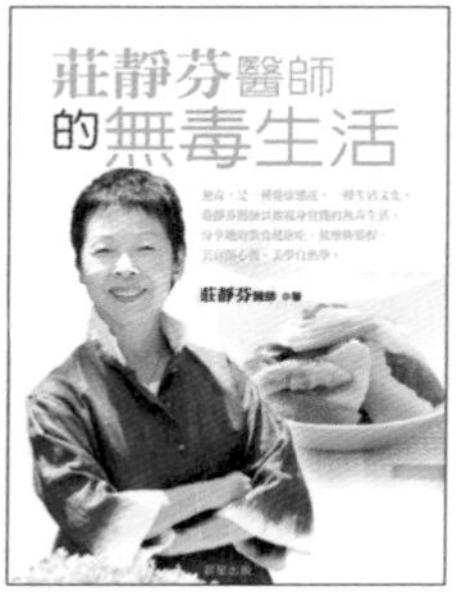

定價:320元

《莊靜芬醫師的無毒生活》

莊靜芬◎著

無毒，是一種健康態度、一種生活文化。

莊靜芬醫師以她親身實踐的無毒生活，
分享她的飲食健康吃、按摩輕鬆捏、
美容開心做、美學自然學。

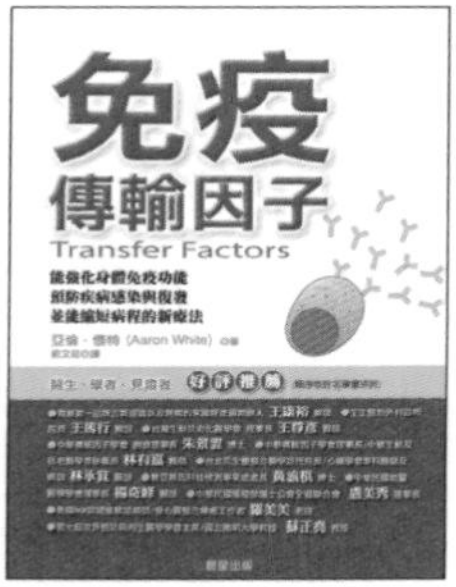

定價:280元

《免疫傳輸因子》

亞倫・懷特◎著　劉又菘◎譯

一般營養素，能增加體內作戰部隊的士兵數量。
而傳輸因子，確能完整提供關於敵營戰況與佈署的機密情報！

傳輸因子是一種免疫訊息分子，能教育、提升並修復平衡人體的免疫系統，具有恢復人體免疫智慧，讓失衡、錯亂的免疫系統回復原有的敵我辨識與正確防禦的能力。

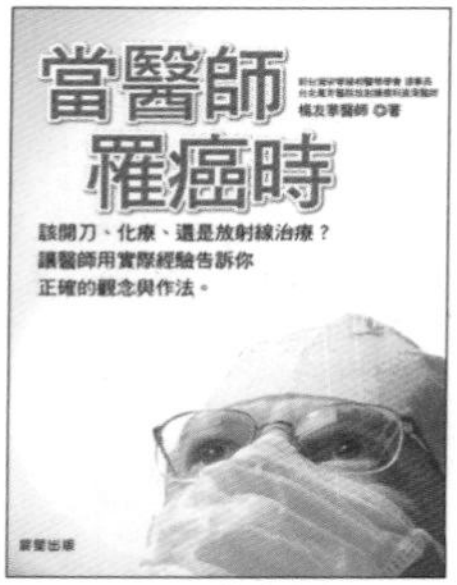

定價:250元

《當醫生罹癌時》

楊友華◎著

該開刀、化療、還是放射線？
讓醫師用實際經驗告訴你正確的觀念與作法。

醫生不只醫病，也會被醫！這是本病人和醫生都受用的癌症指引書。母親死於乳癌，身為癌末病人家屬的楊友華醫師，深知癌症患者求診時的不安，並以醫療人員的角度提供懇切的叮囑。

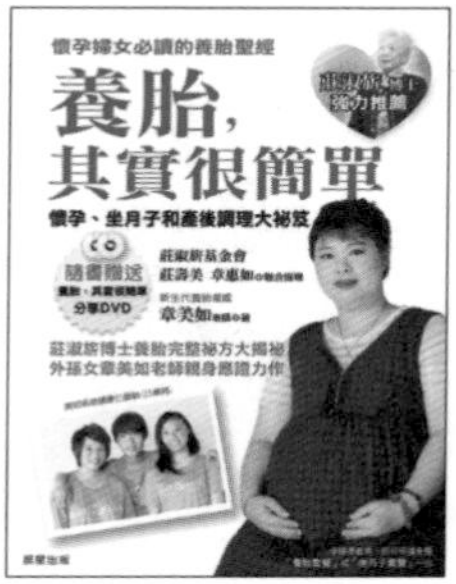

定價:290元

《養胎 ·其實很簡單》

章美如◎著

懷孕、坐月子及產後調理大秘笈
懷孕婦女必讀的養胎聖經

享譽中、日的防癌之母莊淑旂博士之外孫女、養胎達人章美如老師生三胞胎，親身體驗獨特又有效的「莊淑旂博士養胎及坐月子方法」，得到驚人的印證，體質得到改善。因此章美如老師特將整套完整的養胎法訴諸文字與圖片，與所有讀者分享神奇的養胎法。

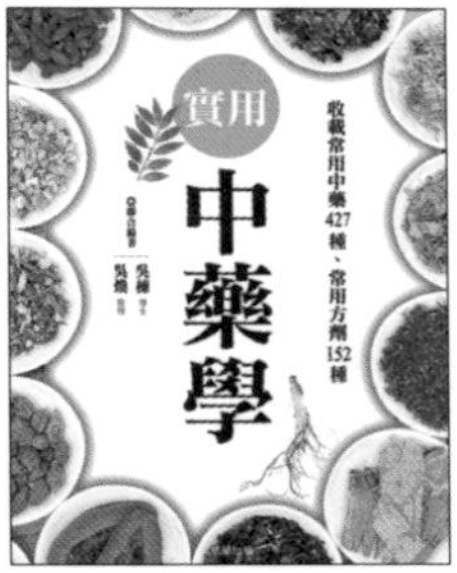

定價：599元

《實用中藥學：詳細介紹427種藥材、藥方與152種常備用藥》

吳棟／吳煥◎著

中藥來自天然，一般毒副作用較少

中醫在國際醫學研究上愈來愈受到重視，且深受使用者青睞。近年來隨著難治病譜的改變，健康觀念的擴充，醫學模式發生了重大的變革，醫學的目的由防病治病轉向維護健康，自我保健及治未病等。

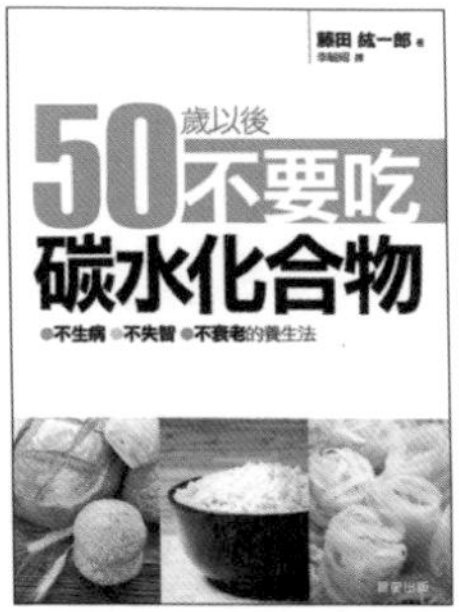

定價：250元

《50歲以後，不要吃碳水化合物：不生病、不失智、不衰老的養生法》

藤田紘一郎◎著　李毓昭◎譯

日本熱銷 15 萬本！
因諾貝爾獎備受關注的「端粒」，你一定要知道的 65 種飲食法！

50 歲開始改變飲食方式，就能健康活到 125 歲。 隨著年齡的增長懂得身體的需求，才是養生之王道。 因應食安問題，本書強調並提供各種天然食物的選法、作法、吃法，可靠又健康。

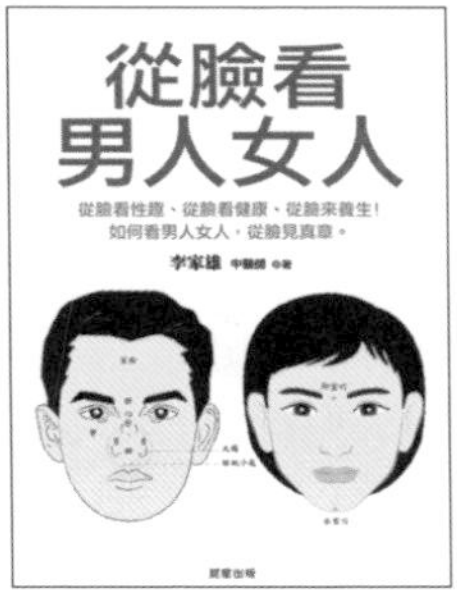

定價：350元

《從臉看男人女人》

李家雄◎著

從臉看性趣、從臉看健康、從臉來養生！
如何看男人女人，從臉見眞章。

本書以中國醫學《黃帝內經》爲基礎，融合筆者豐富的臨床實務，臉上聚焦，體會五官在動靜之間的奧妙。

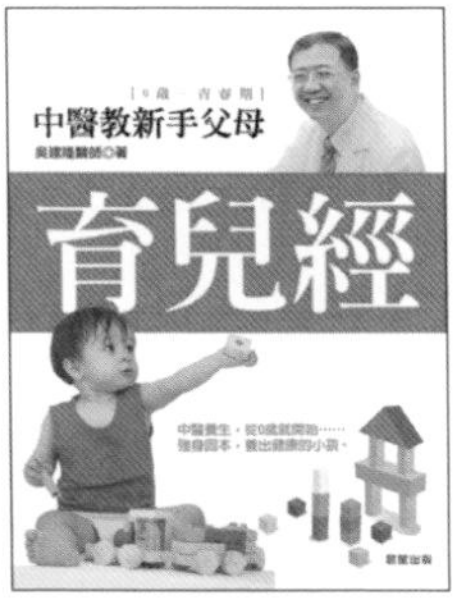

定價：280元

《中醫教新手父母育兒經》

吳建隆◎著

生得好，也要養得好
——中醫全方位打造孩子健康的好體質

本書集結作者多年在內兒科看診的中醫經驗，針對孩童從出生到青春期各階段可能遇到的照顧問題，提供新手父母全方位的衛教知識，並用溫和、少副作用的中醫穴道按摩與食療來促進孩子的體內健康，讓孩子從小頭好壯壯，打好「登大人」的良好基底。

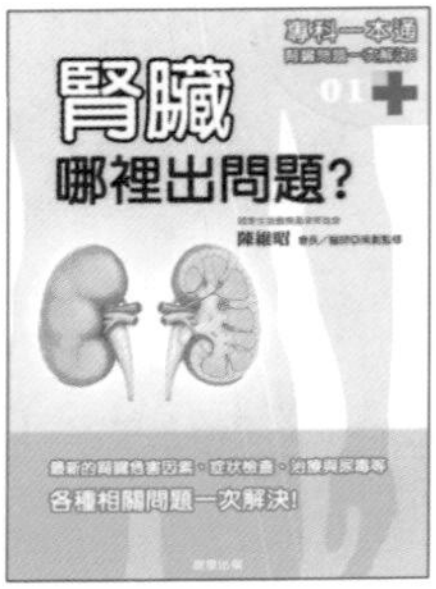

《腎臟哪裡出問題？》

陳維昭 醫師◎策劃監修　定價：250元

台灣48位最權威的醫師、最新最精闢的解說

本書分別從腎臟病的危害因子與腎臟保健知識切入，由48位腎臟、家醫、代謝專科醫師、公衛權威、營養學家、以及醫檢專家等，現身說法，提供讀者最正確、最實用、而且是**每個人都必須知道關於腎臟的88個問題！**

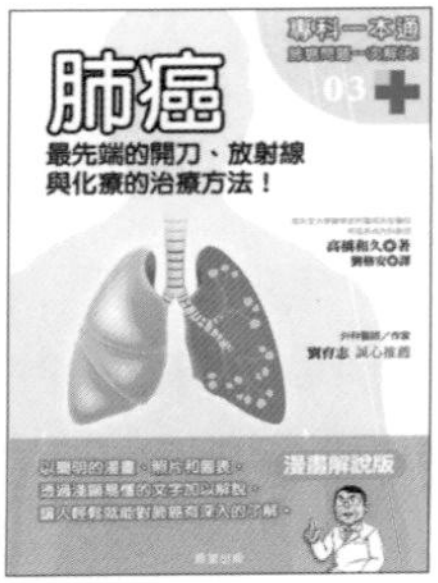

《肺癌：最先端的開刀、放射線與化療的治療方法》

高橋和久◎著　劉又菘◎譯　定價：250 元

給患者與家人防治肺癌的完整知識！

肺癌一直是國人罹患率較高的幾種癌症之一，抽菸、空氣污染、家族遺傳等等原因，讓許多人都面臨肺癌的潛在威脅。本書便詳細介紹防治**肺癌所有最尖端的醫療技術**，讓讀者可以從中了解有關預防、診斷、療法選擇、預後指標的一切知識。

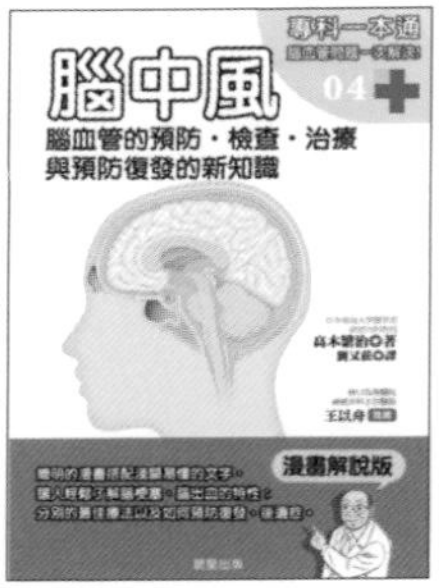

《腦中風：腦血管的預防・檢查・治療與預防復發的新知識》

高木繁治◎著　劉又菘◎譯　定價：250 元

腦血管疾病絕對是可以預防的！

腦中風往往因爲發病急且猛，所以常常令患者與家人措手不及。但是**只要改善生活習慣、注意身體警訊，絕對可以避免腦血管疾病上身**。本書便告訴讀者哪些生活習慣可能會引起腦中風，並且告訴我們哪些人可能是高風險族群、該如何預防、又可以如何先治療。

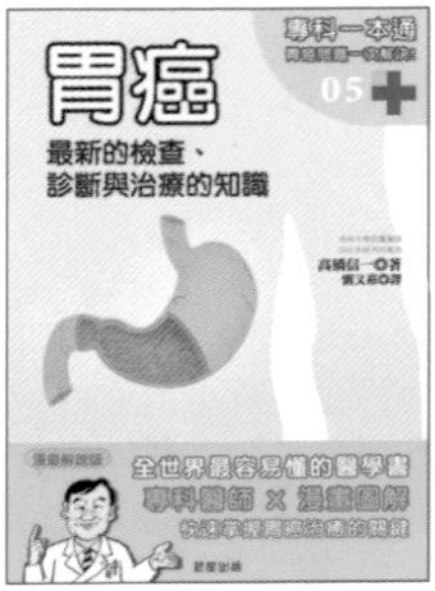

《胃癌：最新的檢查、診斷與治療的知識》

★榮獲國民健康署2014優良健康讀物推介獎

高橋信一◎著　劉又菘◎譯　定價：250 元

胃癌的治癒率取決於發現的早晚！

書中針對胃癌的原因、檢診、療法、預後等等做最精闢又易懂的講解。全書以一篇漫畫，搭配一則詳細的文字解說，讓你閱讀起來有趣、更有學到東西。 希望能讓更多人**重視胃的健康與胃癌的威脅**，進而懂得預防疾病的發生！

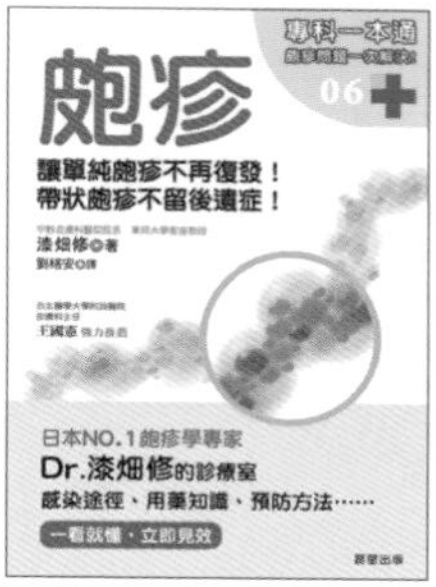

《皰疹：讓單純皰疹不再復發！帶狀皰疹不留後遺症！》

漆　修◎著　劉格安◎譯　定價：250 元

皰疹專科醫生提供的最完整知識！

許多人常在春秋季節交替之際，因免疫力下降而罹患帶狀皰疹。此外，因爲單純皰疹的症狀也很相似，所以常常和帶狀皰疹被混爲一談，甚至因此判斷錯誤而延誤治療。本書搭配**豐富案例、照片和圖表**等實用資訊，讓你完全了解「皰疹」的各種正確知識！

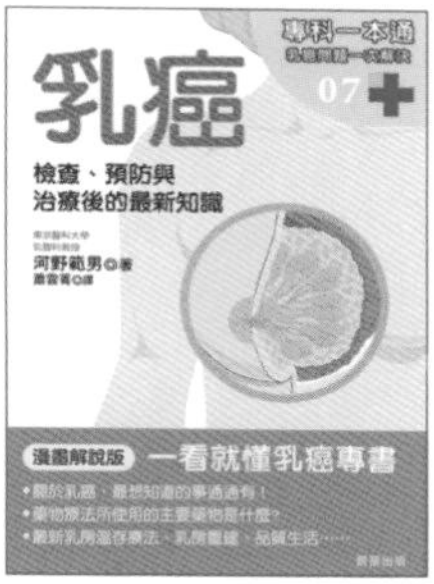

《乳癌：檢查、預防與治療後的最新知識》

★榮獲國民健康署2014優良健康讀物推介獎

高木繁治◎著　劉又菘◎譯　定價：250 元

乳癌靠自我檢查就能早期發現！

本書便是由日本東京醫科大學的河野範男教授編寫，透過深入淺出的說明讓讀者能輕鬆了解各項有關乳癌的新知，希望能藉由本書讓讀者**認識乳癌、不害怕乳癌**，更希望能讓女性**養成平時自我檢查並定期**接受篩檢的習慣，幫助女性遠離健康大敵、有效防治乳癌！

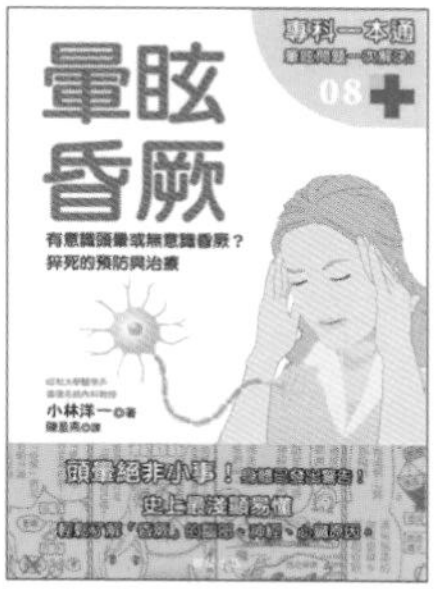

《暈眩・昏厥：有意識頭暈或無意識昏厥？猝死的預防與治療》

小林洋一◎著　陳盈燕◎譯　定價：250 元

頭暈絕非小事！身體已發出警告！

史上最淺顯易懂，輕鬆了解「昏厥」的腦部、神經、心臟原因。根據不同類型的昏厥，進行針對症狀的治療。千萬別輕忽這種不適症狀少又短暫的疾病，身體提醒你的各種癥候都是在告訴你**「是時候去檢查看看」**了！

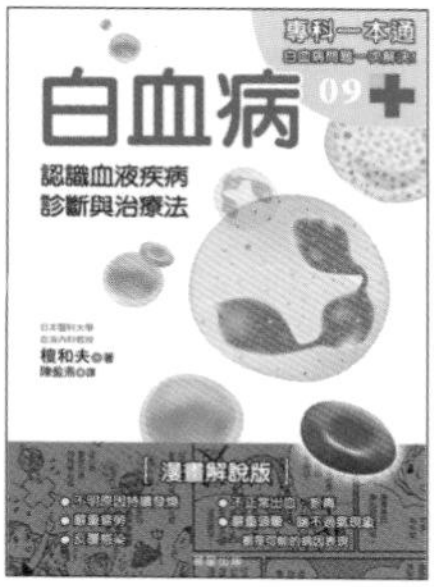

《白血病：認識血液疾病診斷與治療法》

檀和夫◎著　陳盈燕◎譯　定價：250 元

血癌並不是絕症！

什麼是白血病？您或許曾聽過白血病就是體內的造血細胞出現惡性變化，因而影響到造血器官「骨髓」其運作功能的一種血液疾病！雖然變異的細胞會透過血液循環而流向全身，但若一**發現後便積極接受治療**，會因爲抗癌藥物用於治療血癌都有不錯的效果，所以能**期待獲得「緩解」**。

國家圖書館出版品預行編目資料

不用刀的手術〔修訂版〕: 布魯士根莖汁的神奇配方
/ 王康裕著.
-- 初版. -- 臺中市 : 晨星, 2010.10
面 ; 公分. --(健康與飲食 ; 35)
ISBN 978-986-177-425-1(平裝)

1.食物治療 2.果菜汁

418.915 99016773

健康與飲食 35

不用刀的手術〔修訂版〕
——根莖汁的神奇配方

作者 王康裕
主編 莊雅琦
編輯 吳怡蓁、
校對 吳怡蓁、王康裕、莊雅琦
美術排版 陳美芳

創辦人 陳銘民
發行所 晨星出版有限公司
台中市407工業區30路1號
TEL:(04)23595820 FAX:(04)23597123
E-mail:service@morningstar.com.tw
http://www.morningstar.com.tw
行政院新聞局局版台業字第2500號
法律顧問 陳思成律師
初版 西元2010年10月15日
修訂版 西元2015年3月15日

郵政劃撥 22326758（晨星出版有限公司）
讀者服務專線 （04）23595819 # 230
印刷 上好印刷股份有限公司

定價250元
ISBN 978-986-177-425-1
（缺頁或破損的書，請寄回更換）
Printed in Taiwan

◆讀者回函卡◆

以下資料或許太過繁瑣，但卻是我們瞭解您的唯一途徑
誠摯期待能與您在下一本書中相逢，讓我們一起從閱讀中尋找樂趣吧！

姓名：＿＿＿＿＿＿＿＿性別：□ 男　□ 女　　生日：　　／　　／

教育程度：＿＿＿＿＿＿＿＿

職業：□ 學生　□ 教師　□ 內勤職員　□ 家庭主婦
□ SOHO 族　□ 企業主管　□ 服務業　□ 製造業
□ 醫藥護理　□ 軍警　□ 資訊業　□ 銷售業務
□ 其他 ＿＿＿＿＿＿＿＿

E-mail：＿＿＿＿＿＿＿＿

聯絡電話：＿＿＿＿＿＿＿＿

聯絡地址：□□□＿＿＿＿＿＿＿＿

購買書名：不用刀的手術〔修訂版〕——根莖汁的神奇配方

・本書中最吸引您的是哪一篇文章或哪一段話呢？＿＿＿＿＿＿＿＿

・誘使您購買此書的原因？

□ 於＿＿＿＿＿書店尋找新知時　□ 看＿＿＿＿報時瞄到　□ 受海報或文案吸引
□ 翻閱＿＿＿＿＿雜誌時　□ 親朋好友拍胸脯保證　□＿＿＿＿＿電台 DJ 熱情推薦
□ 其他編輯萬萬想不到的過程：＿＿＿＿＿＿＿＿

・對於本書的評分？（請填代號：1. 很滿意 2. OK 啦！ 3. 尚可 4. 需改進）

封面設計＿＿＿＿ 版面編排＿＿＿＿ 內容＿＿＿＿ 文／譯筆＿＿＿＿

・美好的事物、聲音或影像都很吸引人，但究竟是怎樣的書最能吸引您呢？

□ 價格殺紅眼的書　□ 內容符合需求　□ 贈品大碗又滿意　□ 我誓死效忠此作者
□ 晨星出版，必屬佳作！　□ 千里相逢，即是有緣　□ 其他原因，請務必告訴我們！

＿＿＿＿＿＿＿＿

・您與眾不同的閱讀品味，也請務必與我們分享：

□ 哲學　□ 心理學　□ 宗教　□ 自然生態　□ 流行趨勢　□ 醫療保健
□ 財經企管　□ 史地　□ 傳記　□ 文學　□ 散文　□ 原住民
□ 小說　□ 親子叢書　□ 休閒旅遊　□ 其他＿＿＿＿＿＿＿＿

以上問題想必耗去您不少心力，為免這份心血白費
請務必將此回函郵寄回本社，或傳真至（04）2359-7123，感謝！
若行有餘力，也請不吝賜教，好讓我們可以出版更多更好的書！

・其他意見：

晨星出版有限公司 編輯群，感謝您！